Harald Ott mit Frieda

Mit Hund durch Bonn

Geschichten - Touren - Tipps

Danke
Ein herzlicher Dank gilt Patrick Wilhelm für seine tolle Unterstützung! Ebenso danke ich Lea Walter für die wertvollen Hinweise und Andreas Becher für sein Fotoarchiv. Nicht fehlen bei meiner Danksagung darf Alexandra Winterstein für Fotos und Spaziergänge.

Literaturnachweis:

Bothien, Das war das 20. Jahrhundert in Bonn; Bothien/Ott, Bonn in de Täsch; Thalmann et al. 2013: „Complete mitochondrial genomes of ancient canids suggest a European origin of domestic dogs", Fachjournal „Science", DOI: 10.1126/science. 1243650; Volkskultur an Rhein und Maas - Arndt F. Sonneck, Auf den Hund gekommen: Zughunde in Bonn; Godesberger Heimatblätter 43 - Karl-Josef Schwalb: „Des kleinen Mannes Pferd" - der Karrenhund; www.bonn.de.

Bildnachweis:

Alle Fotos und Repros Harald Ott außer:
Horst-Pierre Bothien 67, 75, 77, 92; Gabi Dietze -Zughundeschule Teach ´N´ Pull 105; Karsten Hotter 106, 108, 109, 110, 111; Theo Nothbaum 103, Stadtarchiv Bonn U4, 70, 78, 81, 88, 91, 92, 96, 98-99, 100, 114; Stadt Bonn - Amt für Bodenmanagement und Geoinformation 24, 28, 29, 30, 31, 32, 42; LVR-Landesmuseum Bonn U4, 10 + 12 Karol Schauer, 13; Museum August Macke Haus 56, 57, 58.

Impressum:

Idee und Gestaltung: Harald Ott, Bonn

ISBN 978-3-00-064982-0

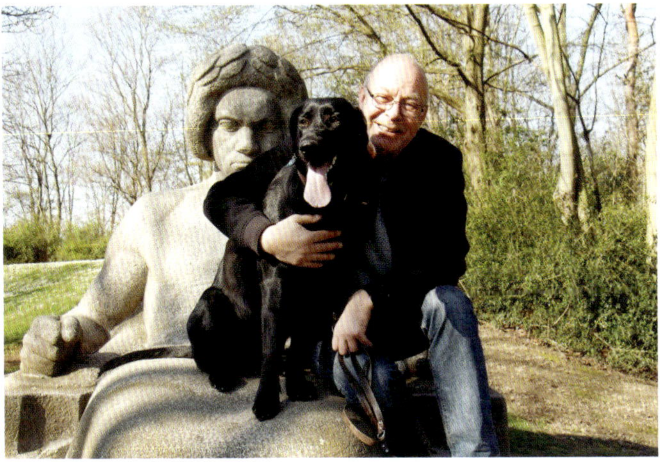

Vorwort

Die Wiege des Haushundes steht in Bonn. Das ist Verpflichtung genug, um ein Buch über Hunde und mit Hunden in Bonn zu schreiben.

In meinen Publikationen „Bonn in de Täsch“ und „Mit August Macke durch Bonn“ habe ich die Leser schon auf ganz persönliche Spaziergänge mitgenommen. Dies setze ich nun auch bei meinen Touren mit Hund fort. Natürlich sind sie rein subjektiv. Ich nehme Sie mit durch Bonn und erzähle Historisches und sonstige Begebenheiten, die sich entlang unserer Route ereignet haben.

Meine Spaziergänge sind so ausgesucht, dass ich versuche, Hund und Mensch gerecht zu werden. Dauer und Länge der Tour wird immer angegeben. Schwierigkeitsgrade wie z.B. Steigungen oder besonders lange Touren ebenso.

Wie Sie sich mit Ihrem Hund verhalten sollen, was erlaubt ist und was nicht, sollte klar sein. Dafür gibt es Hundeschulen und sonstige Informationen wie z.B. die Web-Seite der Stadt Bonn.

Ich wünsche gute Unterhaltung mit meinem Stadtführer „Mit Hund durch Bonn“!

Harald Ott

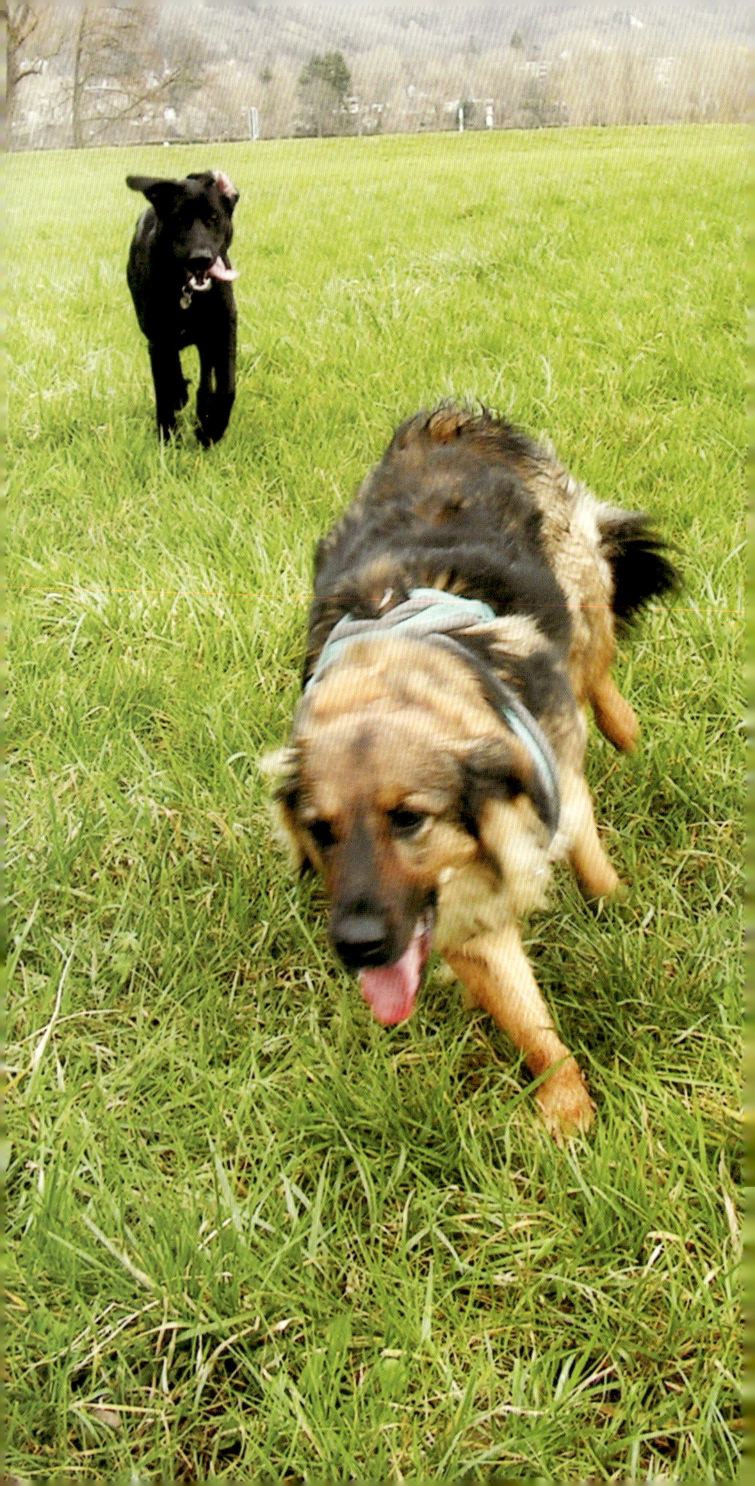

Inhalt

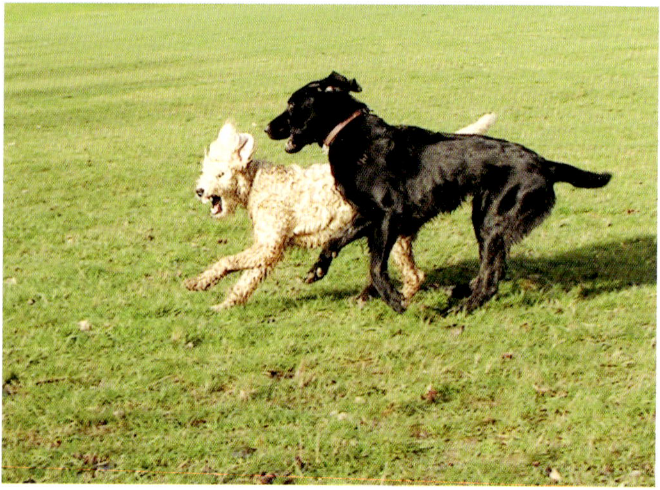

Hinweise und Tipps

Bonn bietet für Hundebesitzer einen großen Komfort. Jederzeit findet man am Rheinufer großzügige Flächen und vor allem keinen Autoverkehr, um der Hektik der Stadt zu entgehen. Als Hundebesitzer kennt man die Verhaltensmaßregeln, hier nochmal das Wichtigste:

Anleinen
Außerhalb der ausgewiesenen Freilaufflächen und Ihrem eigenem Grundstück besteht Leinenpflicht.

No-Go-Areas
Auf allen Spielplätzen, Liegewiesen, Blumenrabatten haben Hunde generell nichts verloren.

Straßenbahn und Busse
Die Mitnahme von Hunden ist im VRS-Gebiet kostenlos. Auch hier gilt die Leinenpflicht, und gefährliche Hunde müssen einen Maulkorb tragen.

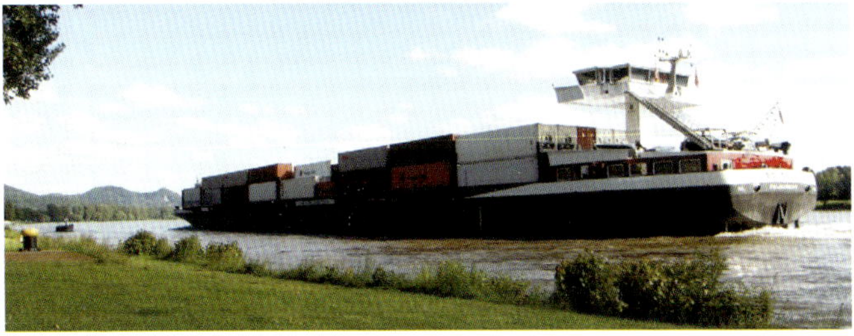

Wegen des nahen Schiffsverkehrs ist die Oberkasseler Rheinpromenade gefährlich für badende Hunde! Menschen sollten sowieso nicht im Rhein baden! Auch zu gefährlich!

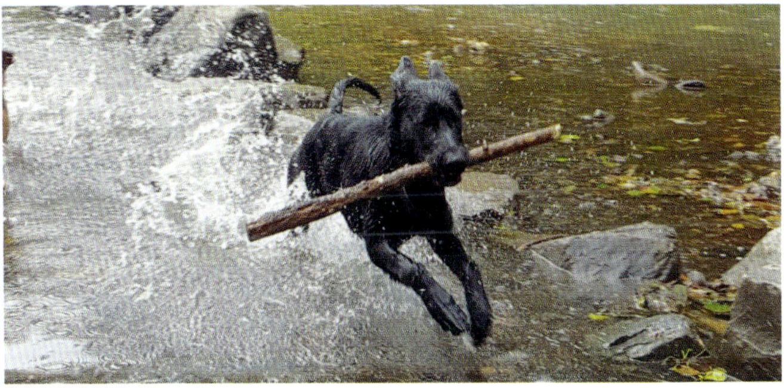

Baden

Es gibt Plätze am Rhein, die für einen Hund zum Baden ungefährlich sind. Auf der Beueler Freilauffläche ist ein solcher schöner Platz. Doch Vorsicht, die Beueler Seite ist gefährlich, vor allem an der Oberkasseler Promenade kann es durch die nah am Ufer vorbeifahrenden Schiffe gefährlich werden! Ich empfehle daher die Bonner Rheinauenseite. Bei normalem Wasserstand des Rheins ist das Wasser kniehoch und die Schifffahrstlinie ist auf der anderen Seite. Höhe Kanuheim in der Gronau (nördlicher Teil des Rheinauenparks) gibt es eine schöne Kieslandzunge, die sehr geeignet ist.

Vorsicht auch bei den Buhnen, im Rheinland Krippen genannt! An den Enden der Krippen bilden sich gefährliche Strudel, vor allem wenn große Rheinschiffe vorbeikommen, die sind für Mensch und Hund gefährlich!

Schöne Rheinstrände gibt es zwischen Oberkassel und Niederdollendorf und in Mehlem.

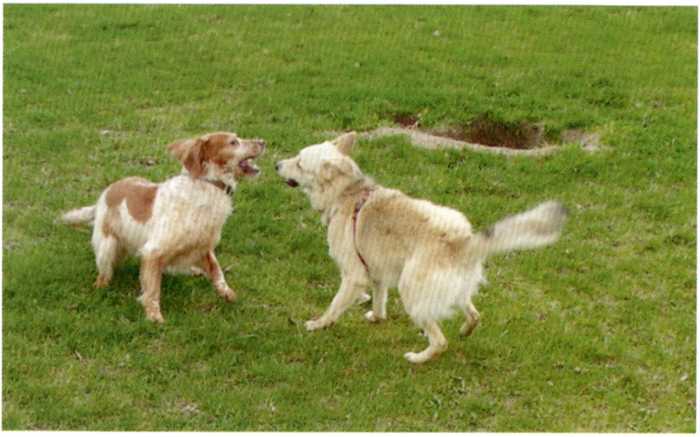

Hundehaufen

Alle Personen, die einen Hund führen, müssen den Kot des Hundes aufnehmen und entsorgen. Dafür hat der geübte Hundeführer seine Beutel dabei. Auch die Stadt Bonn füllt manchmal die dafür vorgesehen Ausgabeboxen auf. Verstöße gegen die Kotbeseitigungspflicht werden mit empfindlichen Bußgeldern geahndet. In Meckenheim z.B. muss man bis zu 1000 EUR zahlen.

Fußgängerzone - Innenstadttour

Ich habe bewusst keine Innenstadttour mit Hund beschrieben. Doch wer es unbedingt will, sollte mit seinem Hund über den Hofgarten in die Fußgängerzone gehen; in Beuel in der Nähe der Personenfähre parken, übersetzen und entweder über die Rheinpromenade oder durch den Hofgarten in die Innenstadt.

Notruf - wichtige Adressen

Tierrettung: Feuerwehr 112 oder Polizei 110
Deutsche Tierrettung 01 80 - 5 02 66 60

Tierärzte: www.bonner-tieraerzte.de

Tierschutzverein Bonn und Umgebung e.V.
Tierheim Albert Schweitzer
Lambareneweg 2, 53119 Bonn
Telefon (02 28) 63 69 95, info@tierheimbonn.de
www.tierheimbonn.de

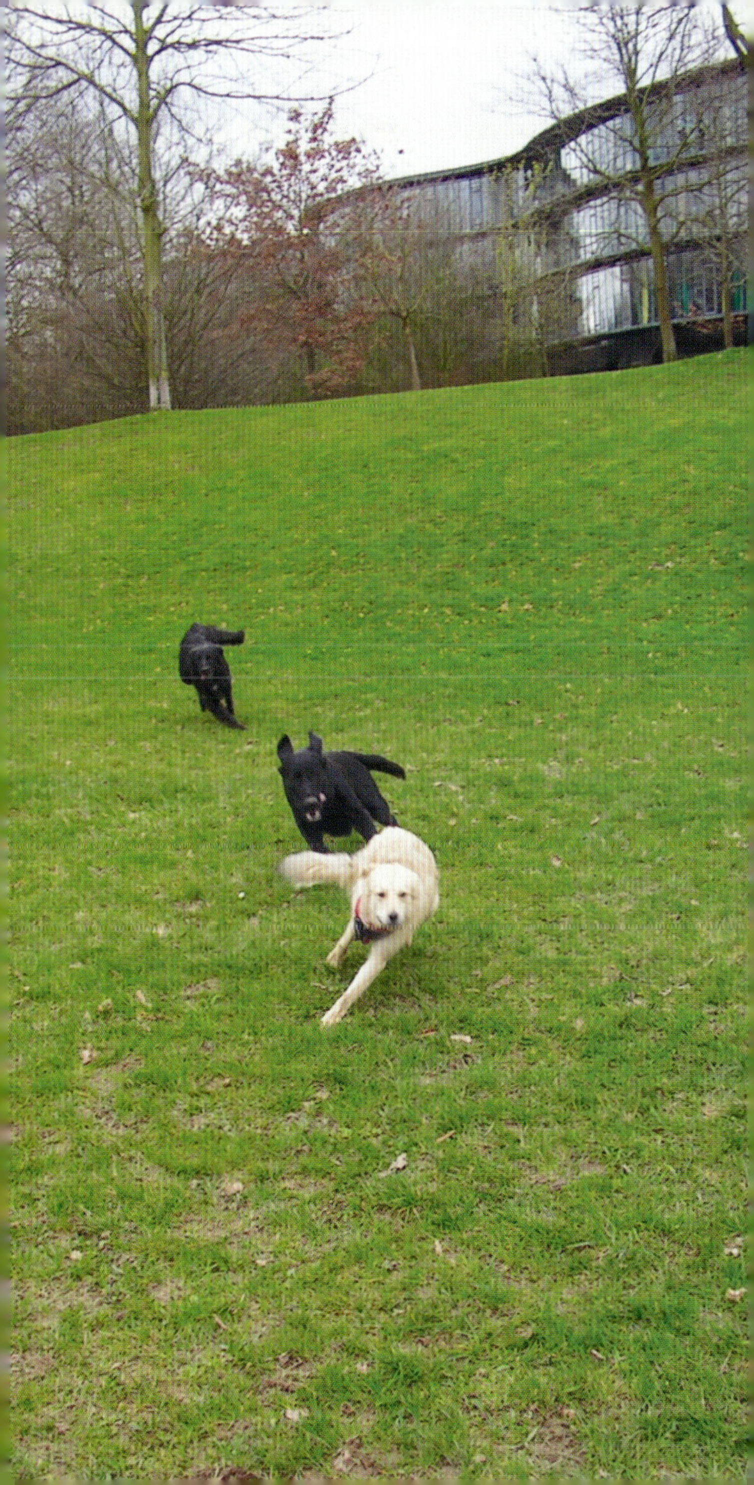

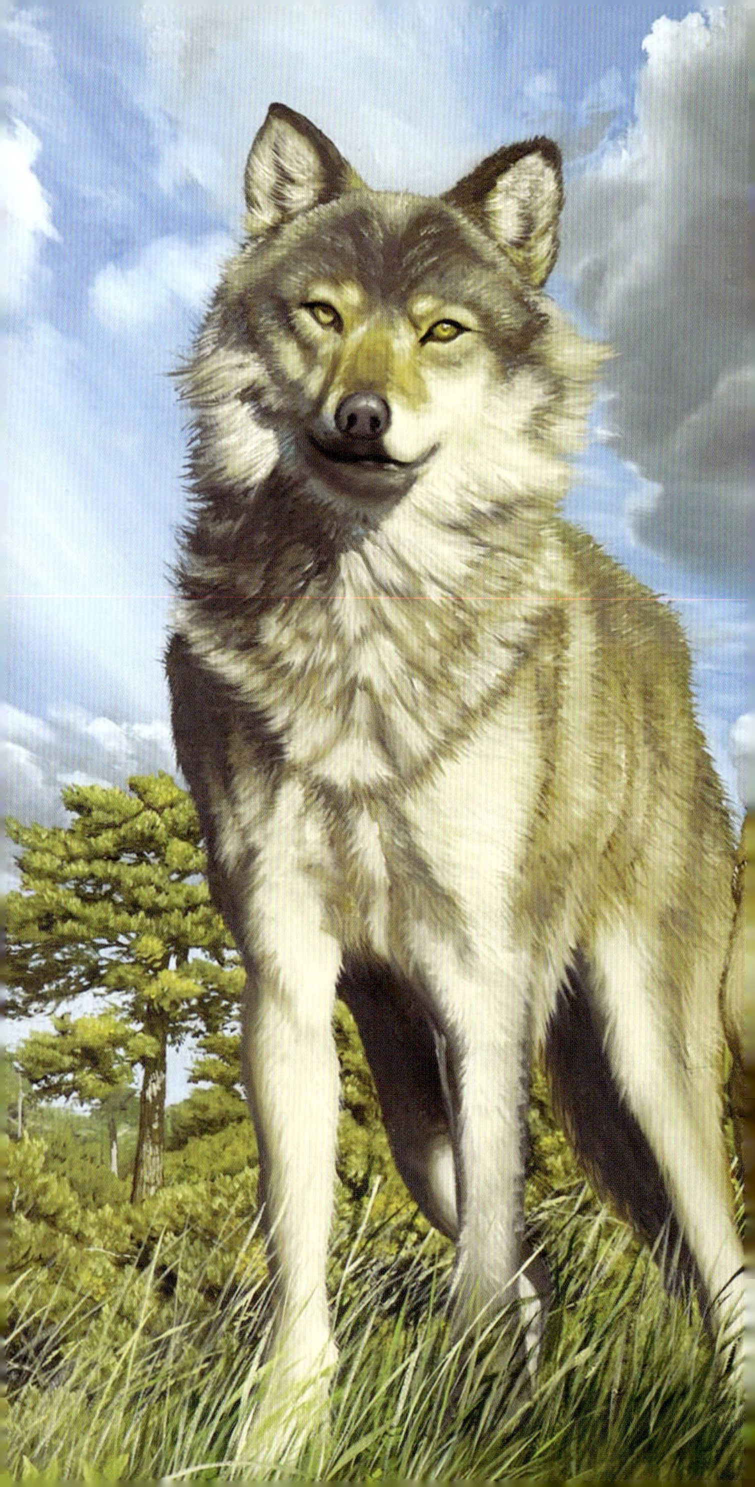

Der erste Haushund

Der erste Haushund lebte in Bonn
Die Tour zum Fundort

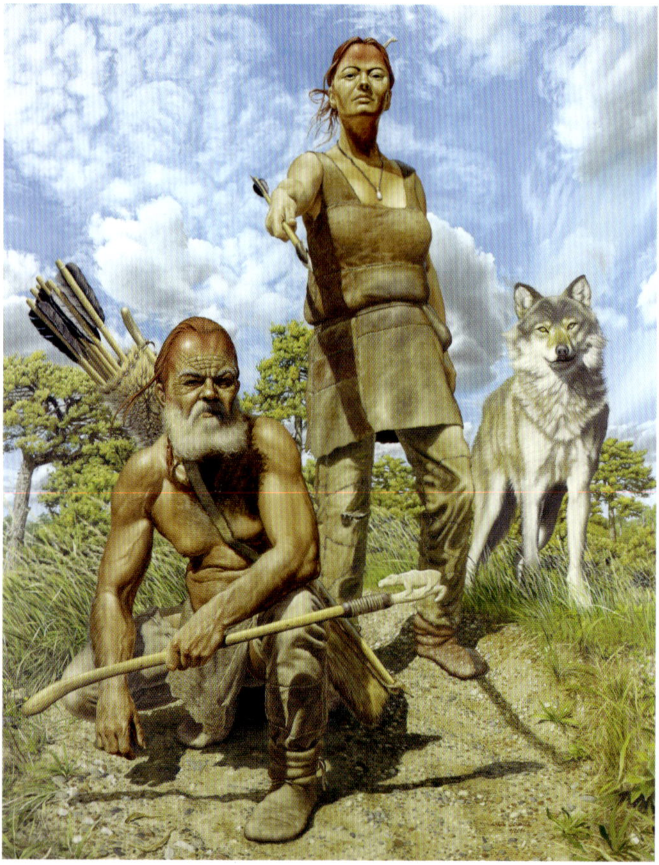

Vom Künstler Karol Schauer gestaltetes Plakat zur Ausstellung „Die Eiszeitjäger“ im LVR-Museum Bonn.

Der erste Haushund lebte in Bonn

Nun ist es sicher, was vorher immer eine Vermutung war, wurde 2013 genetisch bewiesen. Viele Haustiere haben ihren Ursprung im Nahen Osten und Ostasien – wie etwa Schafe, Rinder und Ziegen. Die ersten hundeartigen Fossilien stammen jedoch aus Europa und Sibirien.

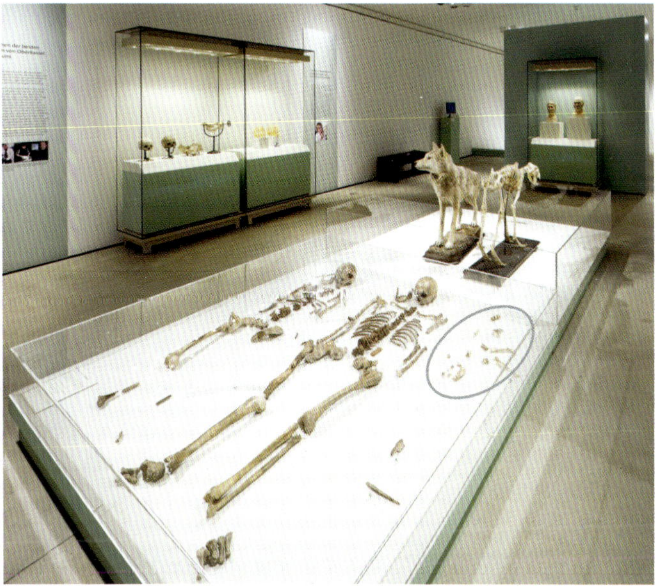

Das in Oberkassel gefundene Grab der Eiszeitjäger. Die umrandeten Knöchelchen rechts ist der mitbestattete Hund.

Die Zeitspanne der Domestizierung des Hundes ist groß, sie soll vor 18.000 bis 32.000 Jahren stattgefunden haben.

Der Fund des Doppelgrabes in Oberkassel im Jahre 1914 war eine wissenschaftliche Sensation. Vor rund 14.700 Jahren wurden eine etwa 20 Jahre alte Frau und ein Mann von ca. 40 Jahren zusammen mit einem hundeartigen Tier bestattet.

Diese gemeinsame Bestattung ließ schon darauf schließen, dass die Beziehung des Menschen mit dem Tier sehr innig gewesen sein musste - das bestattete Tier ist eher ein Hund als ein Wolf oder ein Schakal. Doch genetisch war man sich da noch nicht sicher.

An der Turku-Universität in Finnland hat ein internationales Forscherteam um Olaf Thalmann Proben von 18 prähistorischen hundeartigen Tieren und Wölfen ausgewertet. Nach dem Vergleich mit 126 Proben von modernen Wölfen und Hunden sowie ursprünglichen Ras-

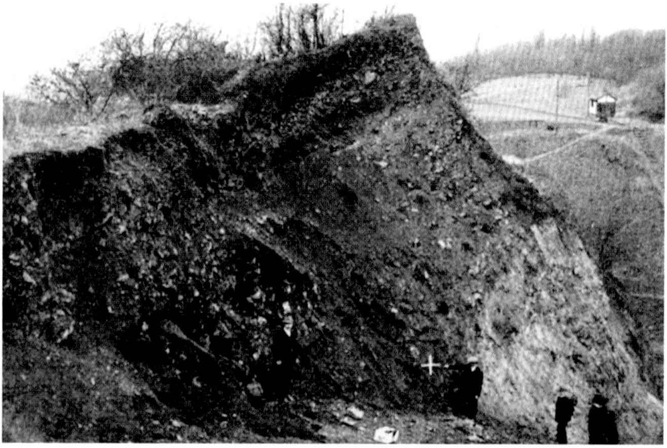

Im Steinbruch Stingenberg gefundenes Grab. Das Kreuz bezeichnet den Fundort.

sen wie Dingos und Basenji (Kongo-Terrier) konnte bestimmt werden, wann sich der Hund von den wildlebenden Vorfahren abspaltete und wo dies stattfand.

Damit war klar, das Oberkasseler Tier ist ein direkter Vorfahre der heutigen Hundes und bis dahin das älteste gefundene Hunde-Fossil.

Das Landesmuseum Bonn hatte erheblichen Anteil an dem Erfolg der Forschung, hat es doch zwei wichtige Proben den Forschern zur Verfügung gestellt: Eine war die 14.700 Jahre alte Probe aus dem Doppelgrab in Bonn-Oberkassel, die andere die etwa 12.500 Jahre alte aus der Karsteinhöhle bei Mechernich in der Eifel.

Im Landesmuseum Bonn können das Doppelgrab und die Überreste des Hundes besichtigt werden. Schon frühzeitig wurden die Knochen getrennt, wir sind hier im katholischen Rheinland. Das ging nicht, Menschen und Hund im gleichen Grab.

Es gibt keine Skizze des Fundorts. Steinbrucharbeiter legten die gefunden Knochen in eine leere Sprengstoffkiste. Erst als der Oberkasseler Lehrer Franz Kissel hinzukam, bemühte er sich, wissenschaftlich vorzugehen.

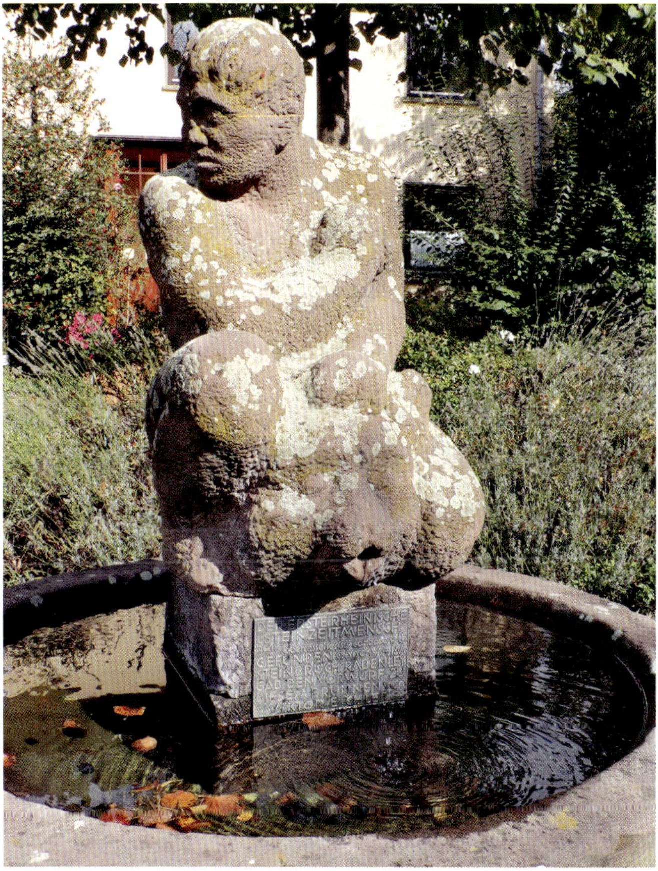

Im Ortsteil Oberkassel wurde im Jahre 1926 dem Homo Oberkasselensis zu Ehren ein Brunnen gewidmet.

Bis in die heutige Zeit wird gesucht. Hundert Jahre nach dem Fund grub man im Jahre 2014 groß angelegt im ehemaligen Steinbruch am Stingenberg.

Der WDR drehte 2014 eine tolle Dokumentation: „Die Knochenjäger von Oberkassel". Auf der Seite des Heimatvereins Oberkassel können Sie sich diese noch angucken.

www.heimatverein-oberkassel.de/themen/oberkasseler-mensch/

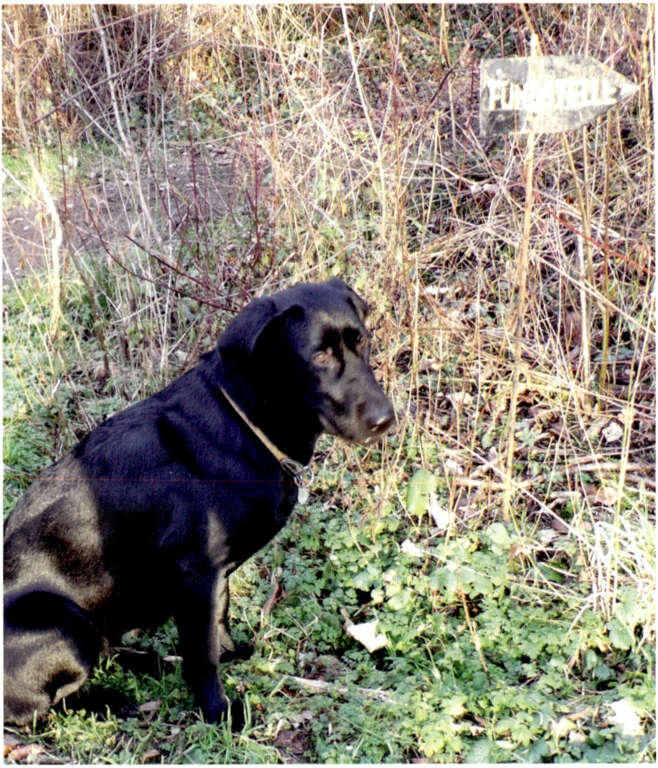

Die Tour zum Fundort

ca. 3 km, steiler Anstieg, 2 Stunden

Anfahrt: Oberkassel, Sportplatz Am Stingenberg

Vom Parkplatz führt uns der Weg links über die Autobahnbrücke und direkt wieder links auf den schon ausgeschilderten Weg zum Fundort. Nach den Ausgrabungen im Jahre 2014 wurde der Steinbruch am Stingenberg von Gebüsch und Bäumen befreit, und es bietet sich ein spektakulärer Blick auf die Basaltsäulen des Steinbruchs. Ganz oben sehen wir die Aussichtsplattform zum Fundort, da wollen wir hin.

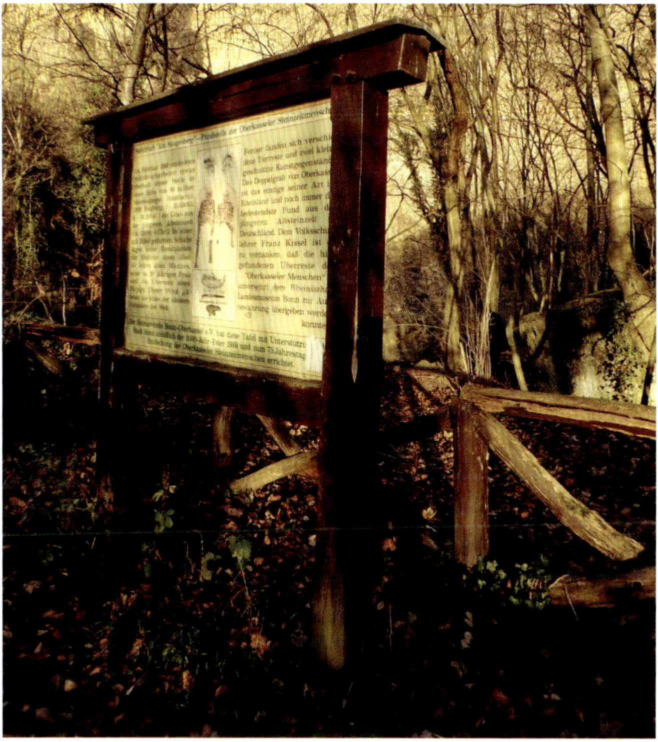

Infotafel am Stingenberg-Steinbruch.

An der vom Oberkassler Heimatverein aufgestellten Infotafel führt rechts entlang der Felsenweg. Der Name ist Programm, es geht steil nach oben, ca. 180 Höhenmeter. Der Weg führt durch typischen Niederwald mit Hainbuchen.

Immer wieder wird der Blick in den Steinbruch freigegeben. Nach einer Weile sind wir über den Baumwipfeln und haben freien Blick ins Rheintal. Einige Serpentinen müssen wir noch gehen, um auf der Höhe anzukommen. An der Kreuzung mit dem alten Hinweisstein halten wir uns links.

Oben angekommen, treffen wir auf für diesen Bereich typischen Baumbewuchs. Bis vor ca. 50 Jahren wurde hier

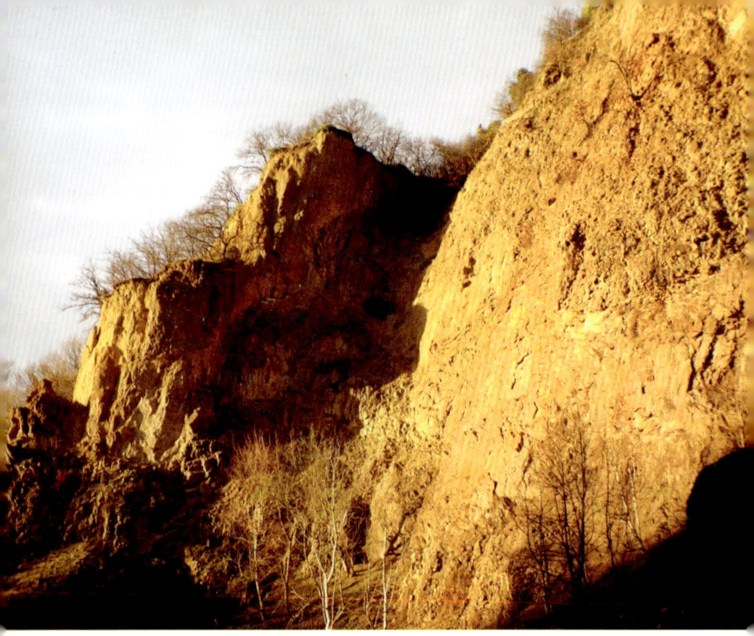

Im Stingenberg-Steinbruch ist deutlich die zu Basaltsäulen erstarrte Lava zu sehen.

Rechts: Der Felsenweg hinauf auf die Rabenlay.

die Ramholzwirtschaft betrieben, im Oberkassler Raum hauptsächlich, um Brennholz zu erwirtschaften. Die Hainbuchen und auch Rotbuchen wurden in Körperhöhe geschlagen, sodass immer wieder neue Triebe kamen, die dann nächstes Jahr wieder geschlagen werden konnten. So entstand ein richtiger Gespensterwald, die sogenannten Kopfbuchen. Mittlerweile sterben viele Bäume, doch lassen sich hier noch schöne Exemplare der Kopfbuchen finden.

Dem Weg weiter folgend, kommen wir ans Ziel, dem „Skywalk Rabenlay“. Rabenlay ist der zum Siebengebirge gehörende Berg, 180 m über N.N. Der 2017 angelegte Skywalk gibt einen tollen Panoramablick auf das Rheintal frei. Bei gutem Wetter werden Sie bis nach Köln blicken können und bei besonders gutem Wetter auch den Kölner Dom erkennen.

Einige Infotafeln erklären den Fundort und das Leben vor ca. 14.000 Jahren. Mit dem Ausbruch des Laacher Vulkans

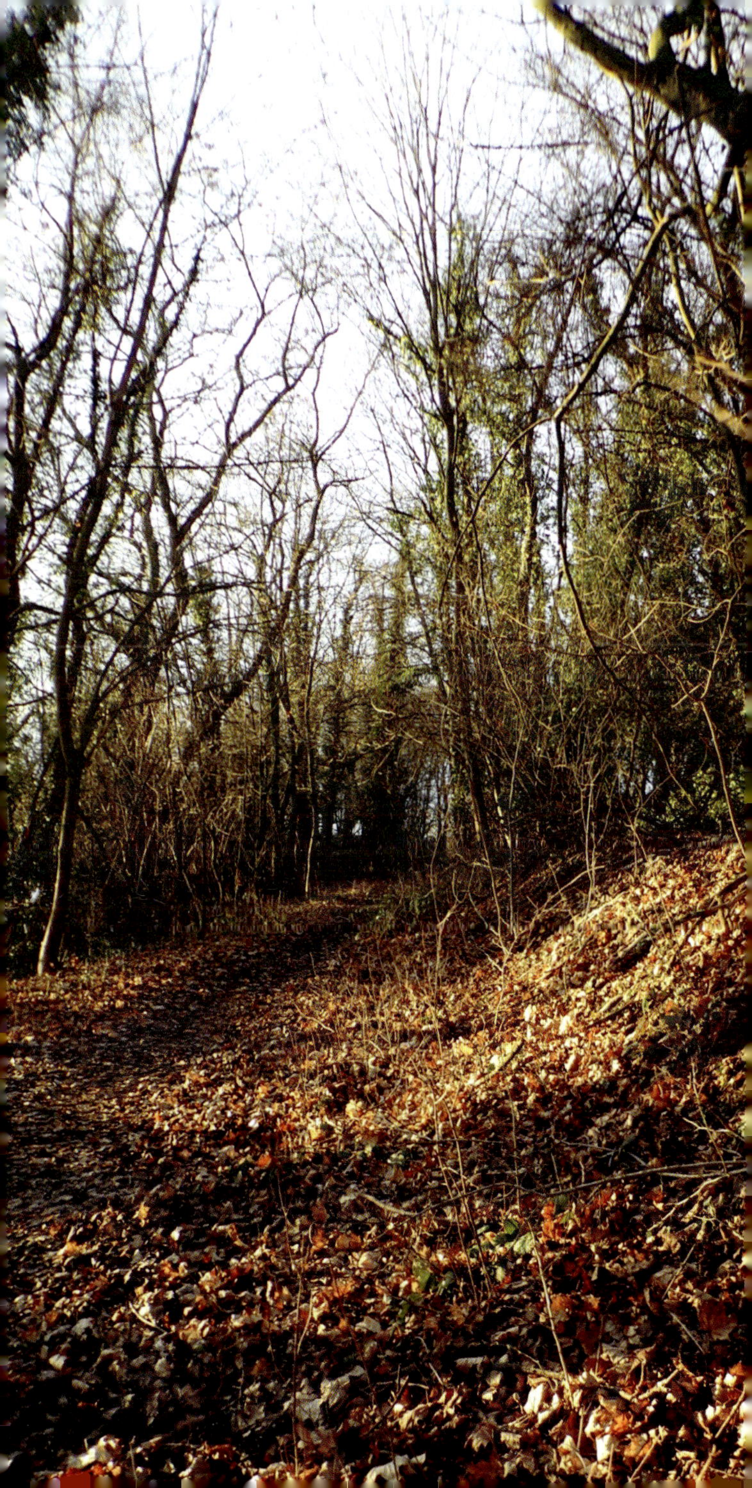

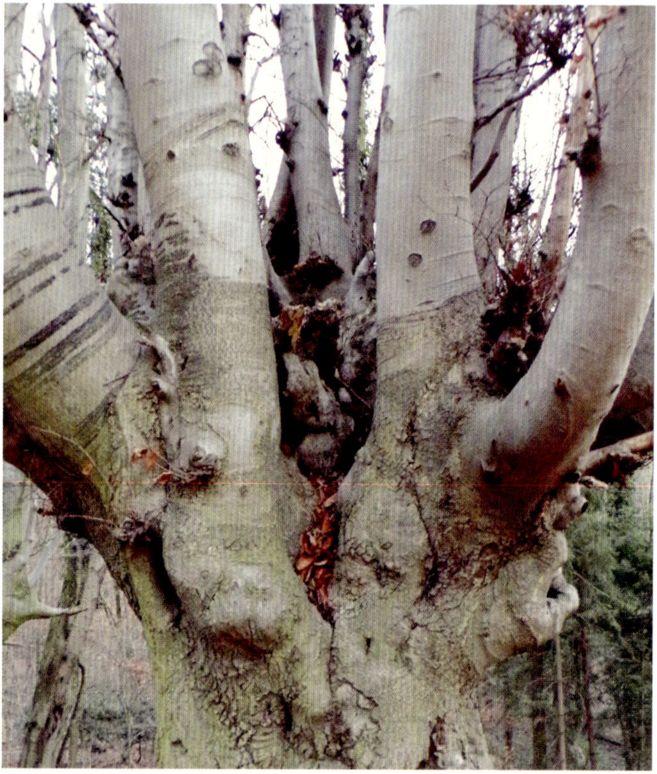

Eine Gespensterbuche - irgendwann wurden die nachwachsenden Triebe nicht mehr geschnitten und wuchsen zu armdicken Ästen heran.

vor ca. 13.000 Jahren, dessen Krater heute den Laacher See bildet, kam das Ende für diese Region. Der Ausbruch des Vulkans war fünfmal so stark wie der in Pompeij, und seinen pyroklastischen Strom stoppte erst die Rheinenge bei Oberkassel einigermaßen.

Wir gehen den Weg zurück bis zum alten Hinweisstein und schlagen den Weg nach Oberkassel ein. Wer will, kann erneut den Felsenweg zurück nehmen, der geht rechts runter, wir gehen weiter geradeaus. Nach einigen Metern treffen wir auf einen anderen Teil des schon oben erwähnten Gespensterwaldes.

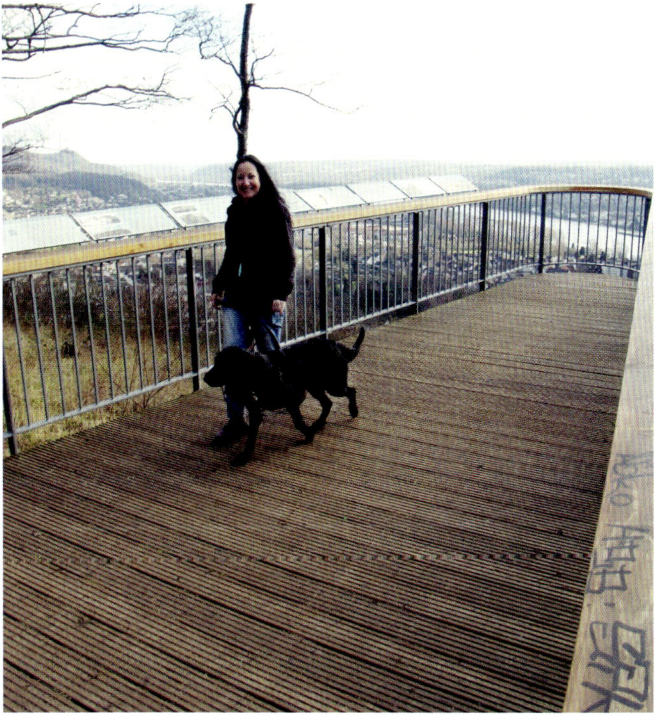

Oben auf dem Skywalk angekommen, werden Sie mit einem wunderbaren Blick ins Siebengebirge und in das Rheintal belohnt.

Dem Weg rechts bergab folgen und wir kommen ins Wohngebiet. Die Anwohner sind zu beneiden, von jedem Balkon einen tollen Blick auf den Rhein - Nachteil, es geht immer bergauf. Die Bebauung ist interessant, alte Fachwerkhäuser und auch neue Bauten, die schön im Straßenbild integriert sind. Am eingefassten Brunnen kann der Hund trinken, und nach einigen Metern kommen wir zurück an unseren Startpunkt.

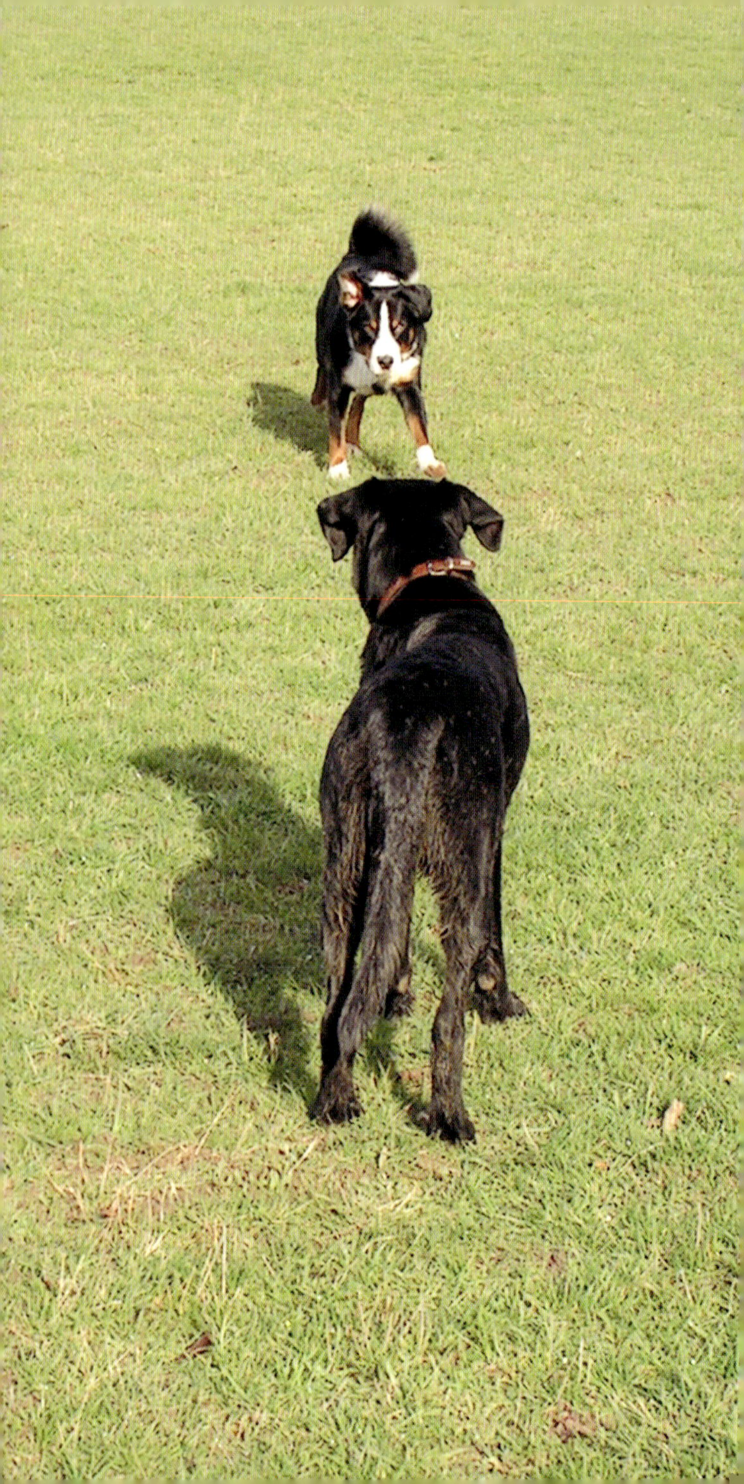

Die Hundefreilaufflächen in Bonn

Tannenbusch, Waldenburger Ring
Duisdorf, Derletal
Heiderhof, Philosophenring
Friesdorf, Rheinaue
Beuel, Finkenberg mit Tour
Beuel, Nordbrücke mit Tour

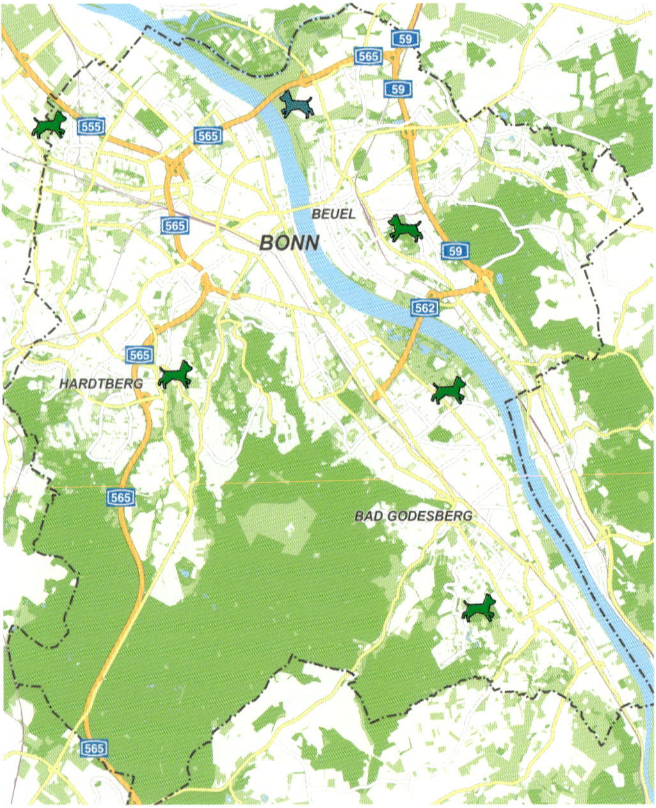

Die Stadt Bonn hat dem Wunsch der Hundebesitzer entsprochen und fünf Freilaufflächen eingerichtet:

- ***Waldenburger Ring, Tannenbusch***
- ***Derletal, Duisdorf***
- ***Philosophenring, Heiderhof***
- ***Rheinaue, Friesdorf***
- ***Finkenberg, Beuel***

Eine sechste Freilauffläche wurde von dem Verein Hundefreilauf Bonn e.V. eingerichtet:

- ***Nordbrücke, Beuel***

Hier bitte die besonderen Regeln des Vereins auf den aufgestellten Tafeln beachten.

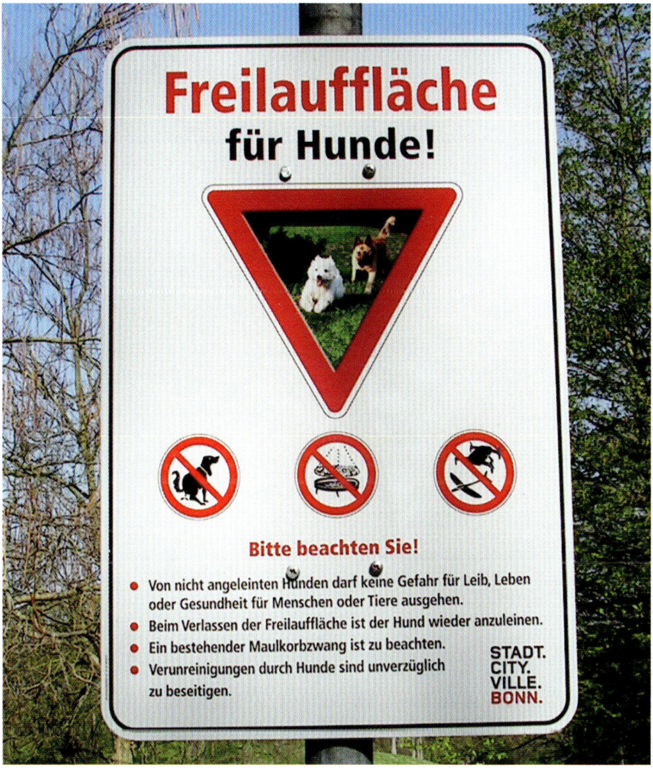

Für die städtischen Hundefreilaufflächen gelten folgende Regeln:

- Von nicht angeleinten Hunden darf keine Gefahr für Leib, Leben oder Gesundheit von Menschen oder Tieren ausgehen.
- Beim Verlassen der Freilauffläche ist der Hund wieder anzuleinen.
- Ein bestehender Maulkorbzwang ist zu beachten.
- Verunreinigungen durch Hunde sind unverzüglich zu beseitigen.

Ich haben alle Freilaufflächen besucht und beschreibe sie kurz. Von einigen Plätzen aus bieten wir interessante Touren an. Doch sehen Sie selbst!

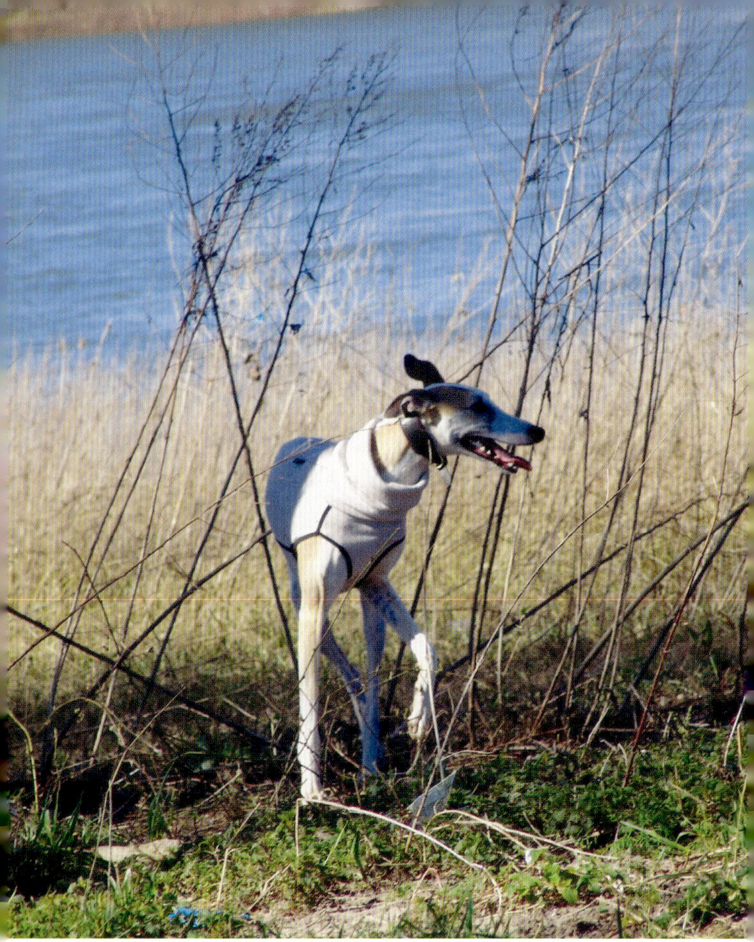

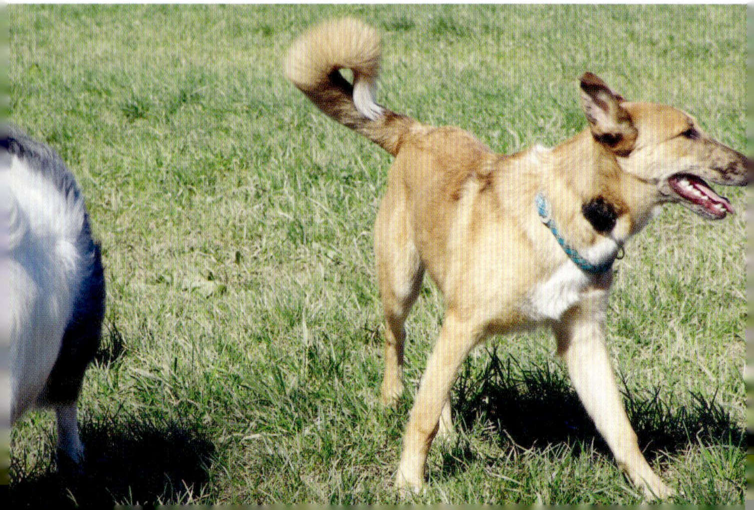

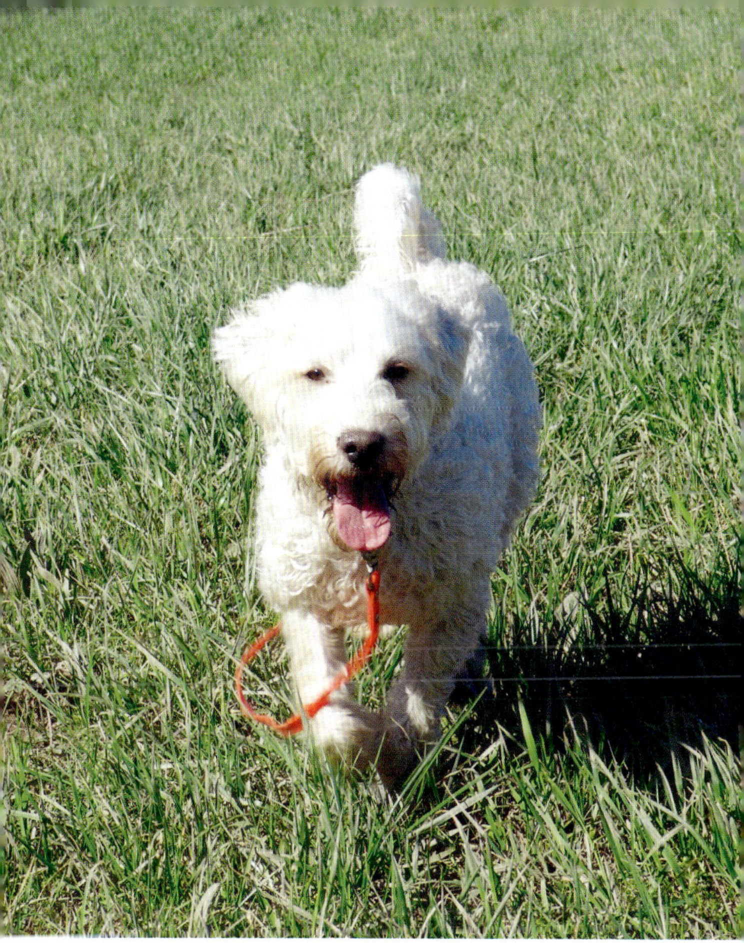

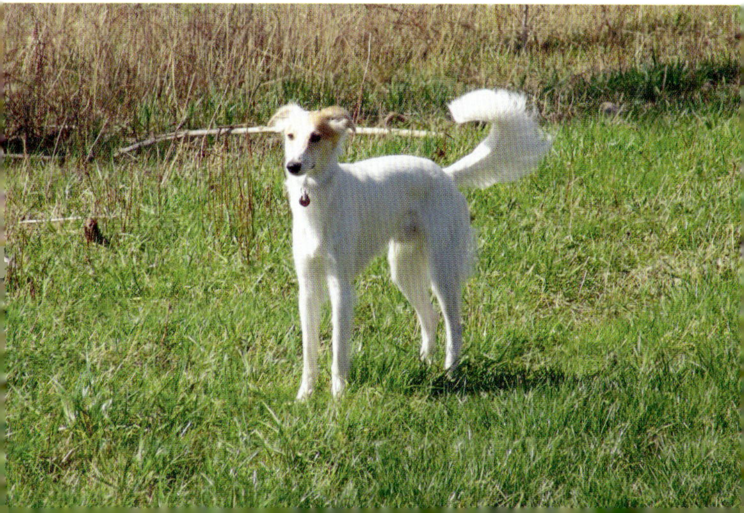

Tannenbusch, Waldenburger Ring

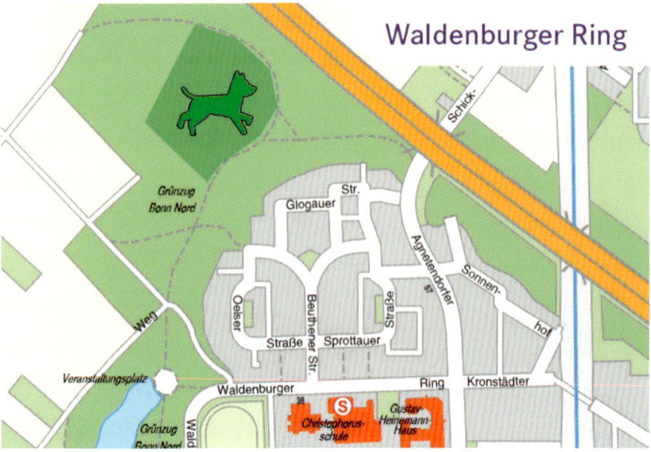

Über die Oppelner Straße, vorbei am Einkaufszentrum, in den Kreisverkehr, erste Ausfahrt Waldenburger Ring, am Schulzentrum vorbei, links der Eingang zum Park, rechts Parkbuchten.

Die Hundefreilauffläche ist ein Teil des Freizeitparks Grünzug Nord. Das Projekt „Grünes C“ brachte den Tannenbuschern diesen Park. Der Rhein-Sieg-Kreis und die Stadt Bonn verwirklichten im Jahr 2015 ein übergreifendes Landschaftsprojekt, um Naturräume zu sichern.

Unsere Hundewiese ist einfach zu erreichen. Am Parkeingang etwas rechts halten, und Sie sehen schon die aufgestellten Schilder. Eine sehr große Fläche hat die Stadt Bonn hier zur Verfügung gestellt.

Tannenbusch liegt auf einer Eiszeitdüne. Hier finden Sie die dafür typische Vegetation, sandige Wiesen und kleine Wäldchen mit Gestrüpp. Doch Vorsicht, es gibt auch viele Kannichen! Am oberen rechten Ende der Wiese verläuft hinter dem Gestrüpp die Autobahn. Nichts für jagende Hunde!

Duisdorf, Derletal

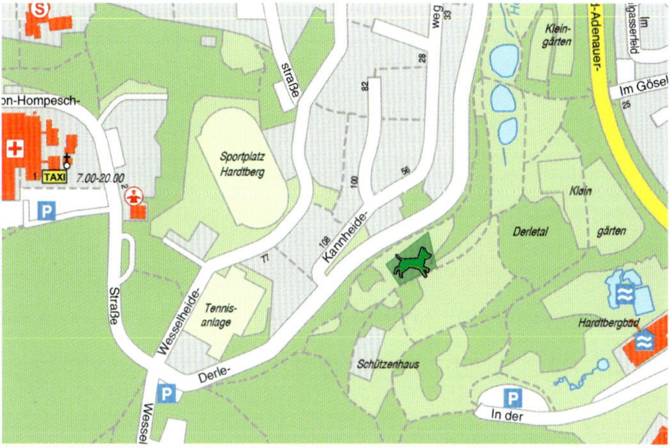

Das Derletal ist ein 1979 angelegter Freizeitpark im Stadtteil Duisdorf. Mit angeleintem Hund darf der mit 9 km Wanderwegen angelegte Landschaftspark erkundet werden. Die Hundefreilauffläche ist vom Parkplatz Hardtbergbad gut zu erreichen.

Vom Parkplatz aus führt der Weg rechts bergab, an der nächsten Abzweigung dem Weg nach unten hin folgen. Am Fuß des kleinen Tals sehen Sie linker Hand die Freilauffläche.

Die am Hang liegende Wiese ist etwas klein und bei Nässe sehr glitschig. Schöner ist es, mit angeleintem Hund das Derletal zu erkunden. Bergauf wechselt der Park zwischen Wäldchen und offen Flächen. Der angrenzende Hardtbergwald bietet weitere Laufmöglichkeiten.

Weiter unten im Derletal Richtung Duisdorf befinden sich auch drei Weiher mit Bachzulauf. Im Sommer eine Erfrischung für die Hunde.

Eine Erfrischung für Menschen gibt es am Wochenende - und im Sommer auch gerne in der Woche - im Schützenhaus des Derletals.

Heiderhof, Philosophenring

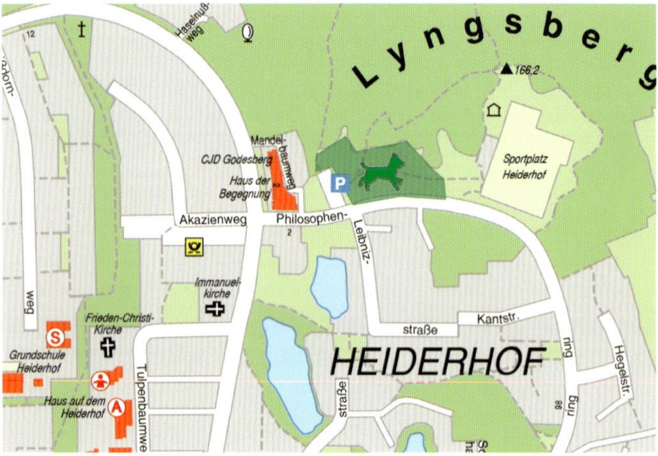

Anfahrt über den Heiderhofring, Hinweisschild Sportplatz folgen, rechts in den Philosophenring einbiegen und den ersten Parkplatz links nehmen – weiter unten sind auch noch Parkbuchten.

Hinter den Papier- und Altglasbehältern geht der Weg ´runter zur Auslauffläche. Die Wiese hat ungefähr die Größe eines Fußballfelds. Ganz nett ist der Weg durch das kleine Wäldchen um den Sportplatz ´rum, der natürlich nicht mehr zur Hundewiese gehört.

Hundefreunde, die den Weg auf den Heiderhof finden, werden wohl hier ihren Hund austoben lassen, um dann zum Friedhof am Wald zu fahren, Ampel links – Hauptstraße folgen – Schild Friedhof, um dann im Wald um die Heiderhof-Siedlung zu gehen.

Friesdorf, Rheinaue

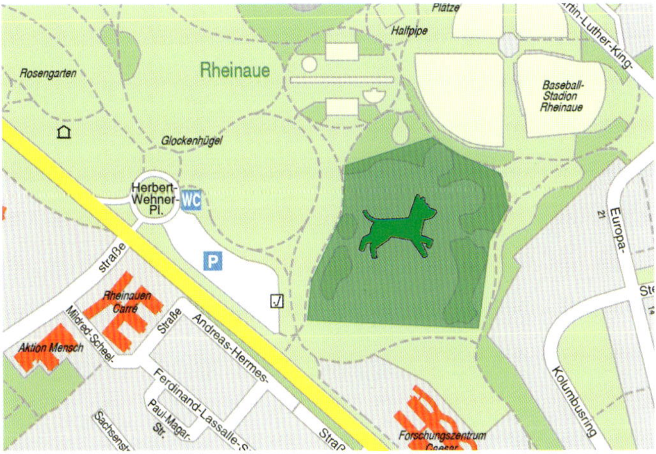

Der Freizeitpark Rheinaue ist überall gut ausgeschildert und die Freilauffläche über den Hauptparkplatz gut zu erreichen. Fahren Sie auf dem Parkplatz durch zur Minigolfanlage, dahinter liegt die große Hundeauslaufwiese.

Die Rheinaue wird mit zwei Touren auf Seite 61 ausführlicher beschrieben.

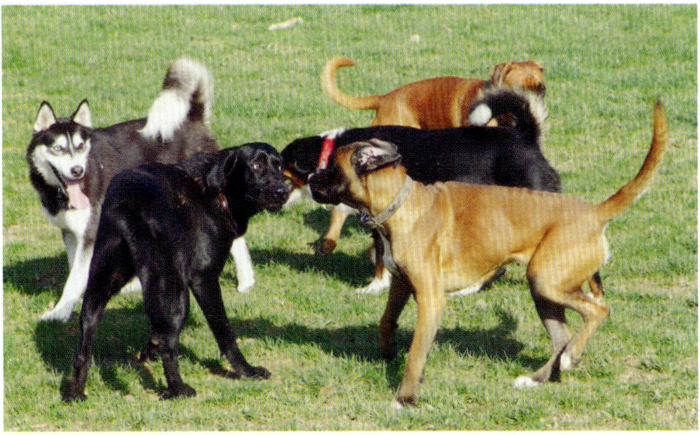

Beuel, Finkenberg mit Tour

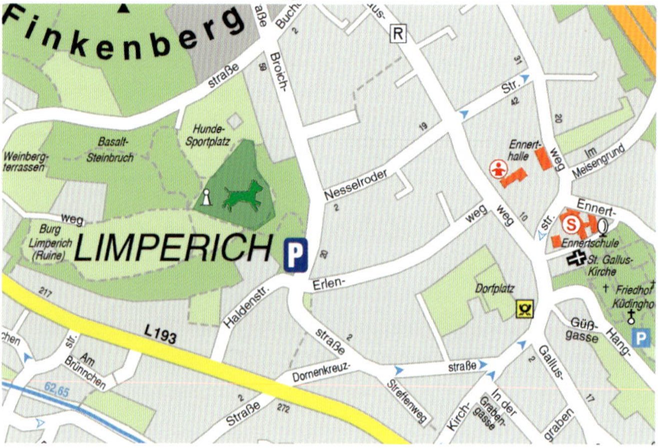

Ca. 3 km - 1 Stunde

Start ist an dem kleinen Parkplatz Broichstraße, Anfahrt über die Königswinterer Straße, Haldenstraße links in die Broichstraße, hinter den Glascontainern befindet sich der Parkplatz.

Wir gehen auf die kleine Grünfläche, sehen das Schild Landschaftsschutzgebiet und nehmen den Weg bergan auf den Finkenberg. Oben angekommen, befinden wir uns schon auf der Hundefreilauffläche Finkenberg. Leider ist nur die Hälfte der sichtbaren Fläche als Auslauf freigegeben.

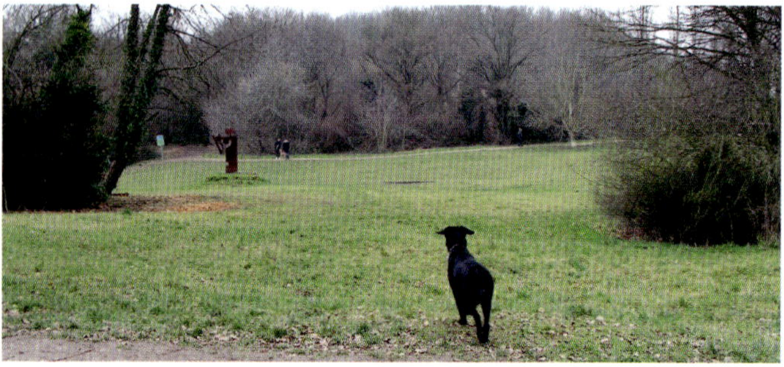

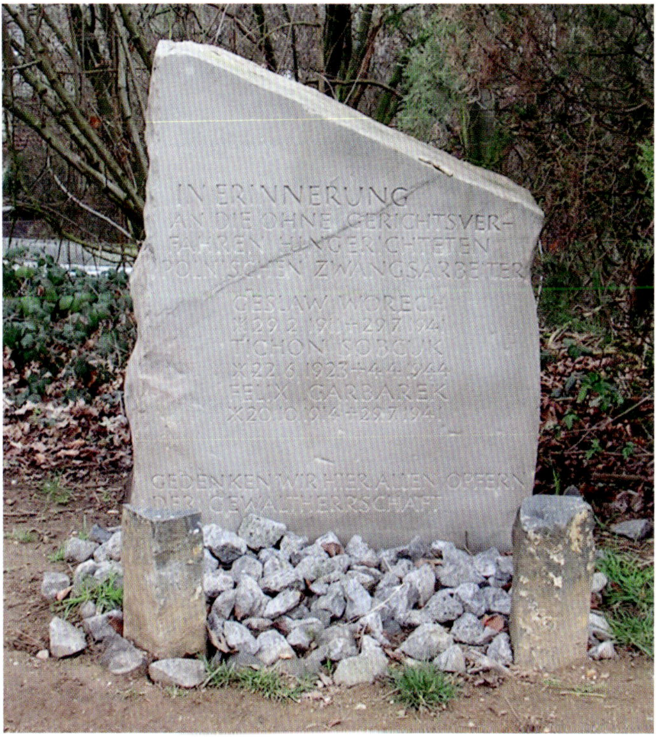

Ein Schülerprojekt führte zur Aufstellung des Gedenksteins.

Der Finkenberg gehört zum Siebengebirge, wobei Sieben für viele steht und ist mit dem Ennert dessen erste Erhebung (Es gibt einige Erklärungen für den Namen, diese ist eine davon). Schon um 922 wurde der Weinanbau erwähnt, der Name „Vinkenberge“ lässt sich ab 1166 nachweisen. Napoleon soll von hier aus die strategische Lage Bonns beurteilt haben, wahrscheinlich hat er den Wein genossen. An den Kragen - oder besser gesagt - an seine Kuppe ging es dem Finkenberg ab 1830. Ungefähr 120 Jahre bis 1952 reichten, um ihn von 119 m N.N. auf 97,3 m N.N. abzutragen.

Der Finkenberg bietet sich für eine kleine Tour an. Vom Hundefreilaufschild aus, Blick auf die Wiese, geht es

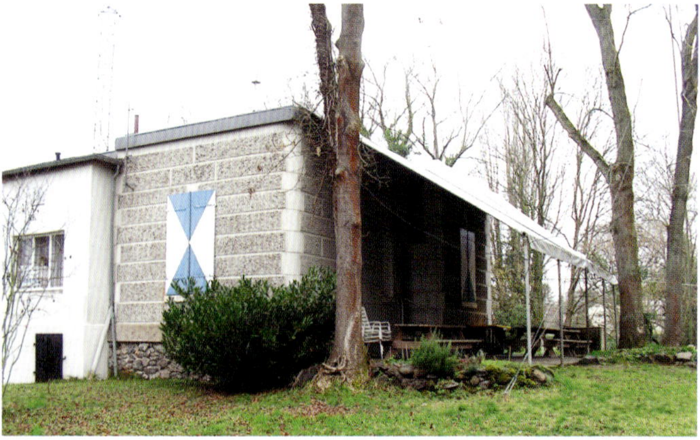

Die Limpericher Burg noch genutzt von Amateurfunkern.

links, und nach 100 m gibt es den ersten Hinweis auf die Vergangenheit. Während des Zweiten Weltkrieges wurden im Steinbruch Zwangsarbeiter eingesetzt. Ein Schülerprojekt der Gesamtschule Bonn-Beuel führte im Jahre 1986 zur Errichtung des Mahnmals. Daraus entstand wiederum ein Austausch mit Warschauer Schülern. Wir folgen dem Weg, an der nächsten Kreuzung müssen wir den Hund wieder anleinen. Nur die halbe Wiese, verstehe es wer will, ist den Hunden vorbehalten! Mitten auf der Wiese ist ein großer Metalldeckel mit Lüftung, so was sieht man gerne bei Brunneneinfassungen. Hier dient es jedoch zur Grundwasserkontrolle, um Gifte aufzuspüren. Nach Schließung des Steinbruchs 1952 wurden zwischen 1969 und 1973 die Löcher mit Hausmüll verfüllt, mit Erde versiegelt und bepflanzt.

Die „Limpericher Burg“ ist schon zu sehen. 1285 als Burg der Herren von Limperich das erste Mal erwähnt, war sie wohl nicht so bedeutend. Heute kümmert sich der Deutsche Amateur Radio Club um den Erhalt.

Wir treffen auf die Straße, gehen links und stehen vor einem der nördlichsten Weinberge Deutschlands. Das Infoschild erzählt die Geschichte des Weinberges – und wer will, kann sich sogar eine Flasche Limpericher Finkenberg Wein besorgen. Auf der Höhe über dem Weinberg weht

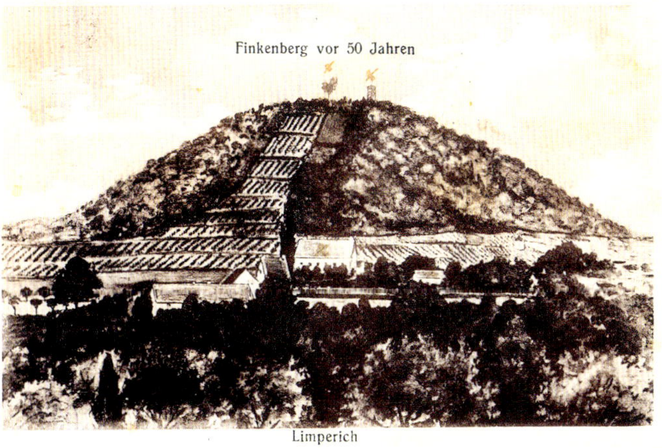

Ein Grafik um 1850 zeigt noch den „ganzen“ Finkenberg.

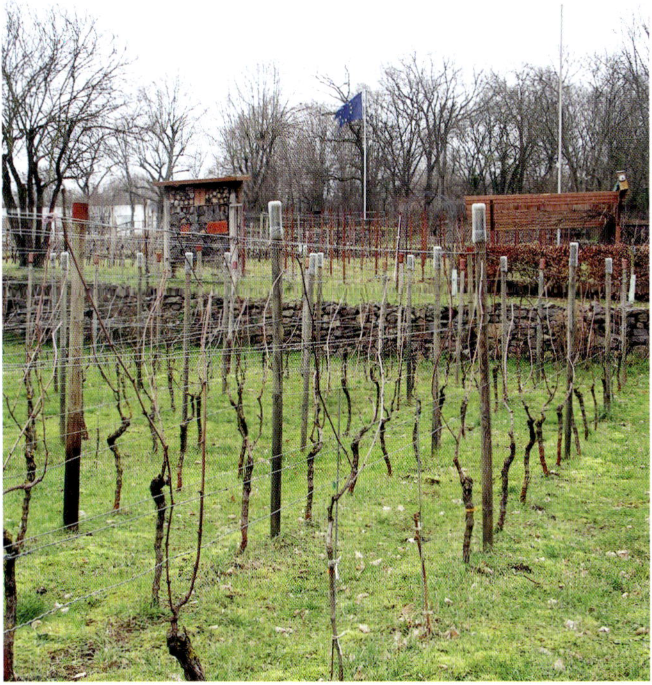

Angeblich der nördlichste Weinberg Deutschlands. Auf der Hinweistafel finden Sie auch die Adresse des Weinvertriebs.

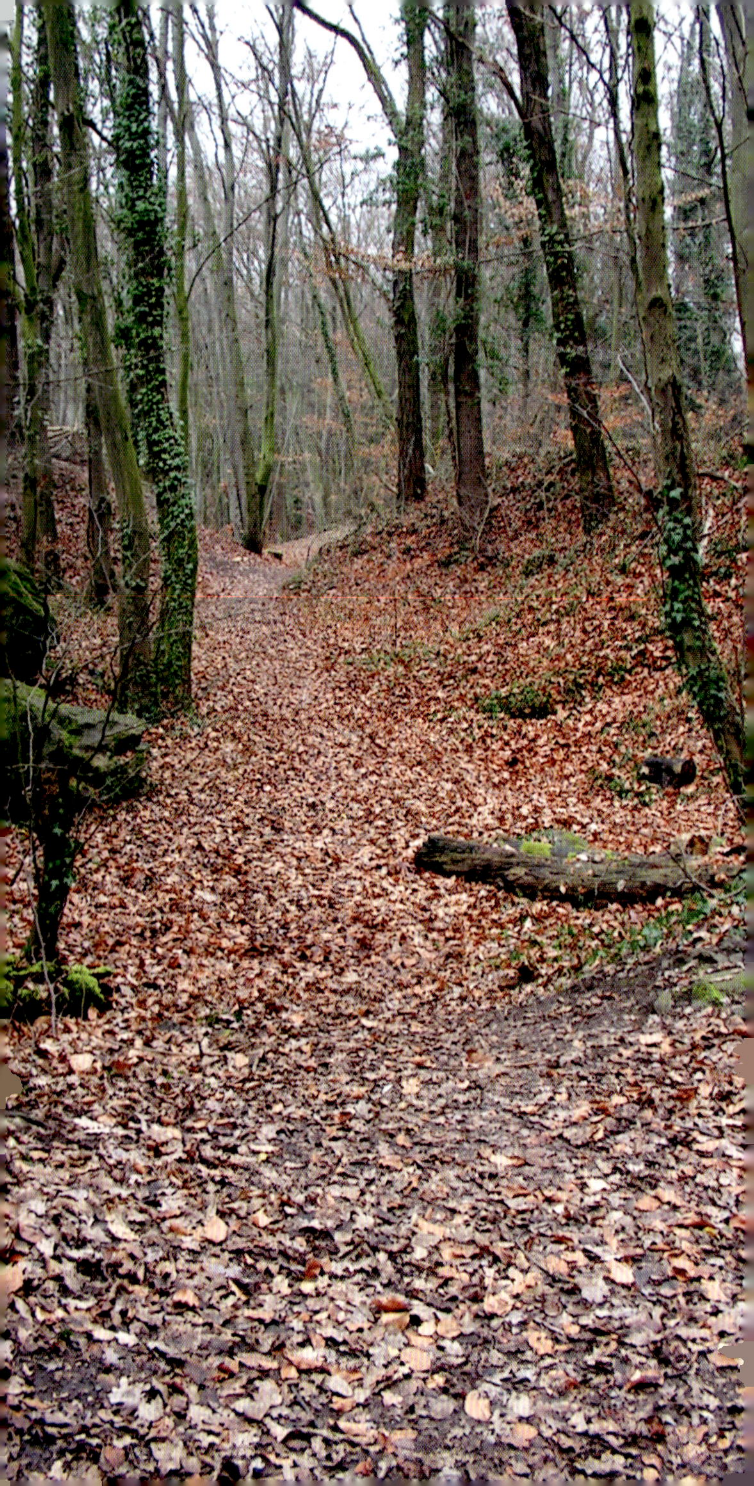

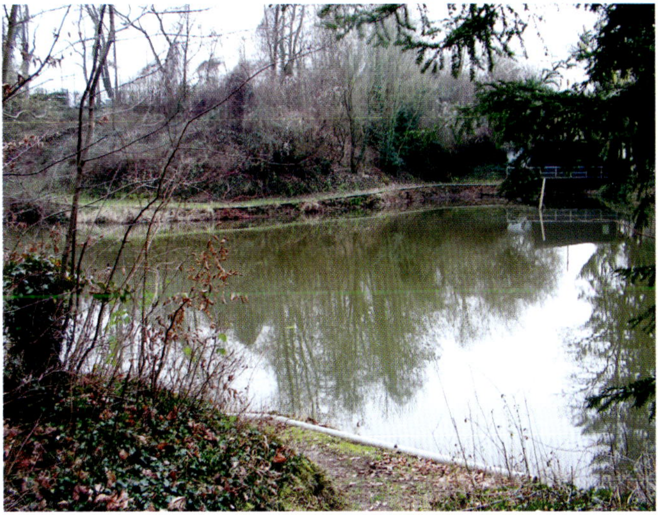

Der mit Wasser vollgelaufene Steinbruch wird „Russenpohl" genannt.
Links: Schmale Waldwege auf dem Finkenberg

eine Europafahne, zu dem Platz begeben wir uns. Ernst Moritz Arndt, genau „Der Rhein, Deutschlands Strom, aber nicht Deutschlands Grenze", der vaterländische Kämpfer gegen Napoleon, kam hier gerne hin, denn der Blick geht weit ins Rheintal. Heutzutage sehen wir genau auf das ehemalige Regierungsviertel. Die Limpericher Bürger feieren hier gerne ihre Sommerfeste.

Unsere Tour setzt sich fort, einmal kurz rechts und direkt wieder links in den Waldweg rein und bitte rechts halten, geradeaus geht es zum Sportplatz. Das ganze Gelände ist durch den Steinabbau sehr zerklüftet. Mountainbiker, wahrscheinlich die Dorfjugend, nutzen es als Crossstrecke. Wir halten uns links bis zur kleinen Schlucht, die zum kleinen See führt. Auch ein Überbleibsel des Steinbruchs.

Es ist erlaubt, dass Gelände zu betreten. Der Angelsportverein Bad Godesberg betreibt die Fläche und bittet um ordentlichen Umgang.

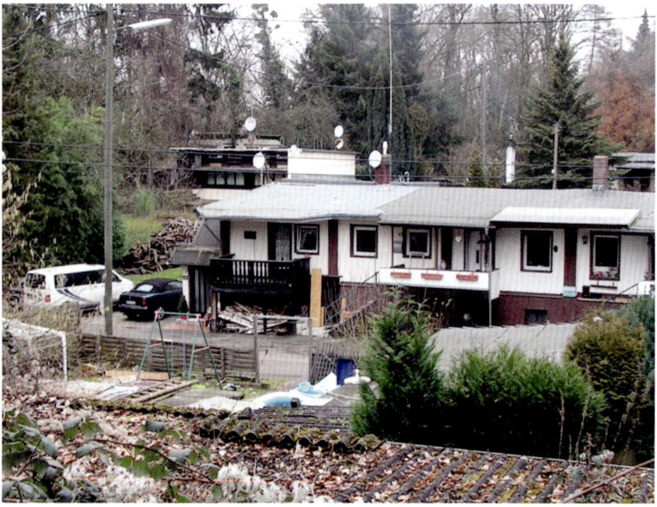

Die alte Arbeitersiedlung „Zillertal".

Die vollgelaufene Abbaugrube wird immer noch „Russenpohl" genannt. Das ganze Gelände wurde schon frühzeitig von Steinbrucharbeitern besiedelt. Während der Weltkriege waren u.a. auch russische Zwangsarbeiter hier untergebracht, nach dem zweiten Weltkrieg zogen ausgebombte Beueler ein. Der Name für den kleinen See blieb - Russenpohl.

Wir gehen am Vereinsheim durch den Haupteingang herraus und befinden uns im „Zillertal". Heute ist es einfach herauszubekommen, wieso das hier Zillertal heißt. Einfach Finkenberg in eine Suchmaschine eingeben und Sie landen im Zillertal in Österreich. In den 1960er-Jahren hat ein Österreichurlauber den Zusammenhang „Zillertal - Finkenberg" entdeckt und der Namen ist geblieben.

In den 1960er Jahren wurden der Sport- und ein Hundeübungsplatz gebaut. Wir gehen links zum Sportplatz hoch, bitte Spielfeld nicht mit Hunden betreten, sondern direkt gegenüber in den Waldweg einbiegen.

Hier sind wir schon einmal langgekommen. Auf der Straße links und bis zum Hundesportverein gehen und wieder

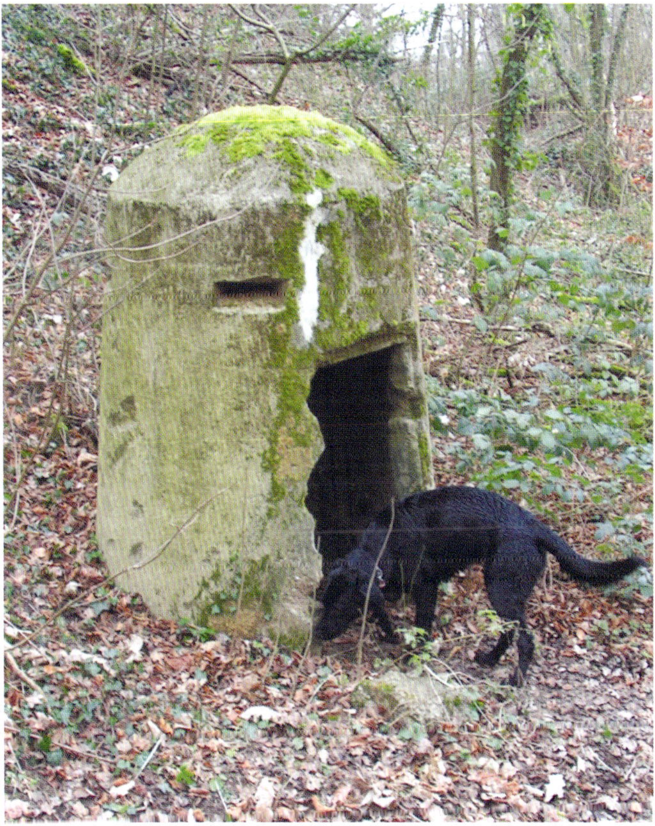

Einmann-Luftschutzbunker im Steinbruch.

rechts in den Park eintreten. Der nach unten führende Weg geht in den Steinbruch, nach ein paar Metern ein Relikt aus dem Zweiten Weltkrieg, ein Einmann-Luftschutzbunker.

1999 wurde der Steinbruch wieder freigelegt, um dessen geologische Besonderheit zu dokumentieren. Zu finden ist hier Alkalibasalt, der überwiegend für den Straßenbau benutzt wurde. Interssant ist, dass es wohl auch Saphire gibt, doch die Suche ist verboten. Der Finkenberg gilt als Naturdenkmal, dort darf nichts entnommen werden!

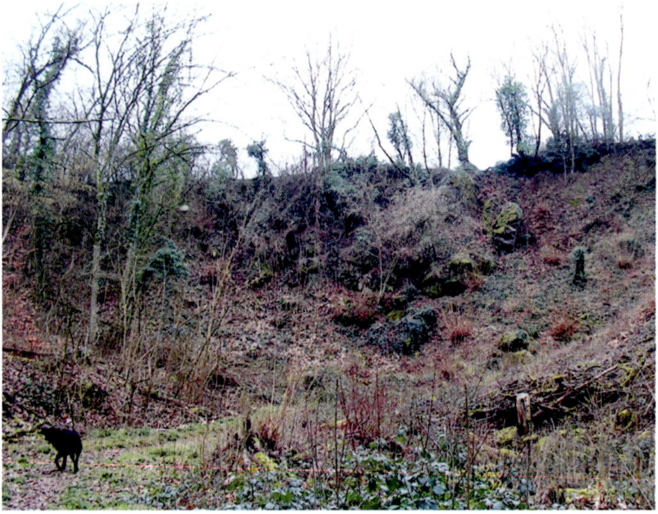

Im Steinbruch sind interessante geologische Formationen zu entdecken.

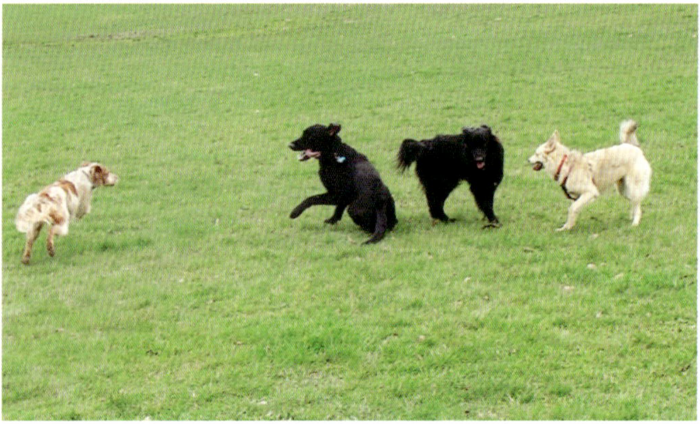

Wer mehr wissen will, geht ins Mineralogische Museum Bonn oder besucht die sehr interessante Web-Seite mindat.org. Dort können alle mineralogischen Bodenschätze im Siebengebirge studiert werden.

Die Tour ist fast zu Ende. Wir gehen wieder bergauf, am Einmannbunker biegen wir rechts ab und kommen an der Hundewiese herraus. Bleibt nur noch das Kunstwerk mit-

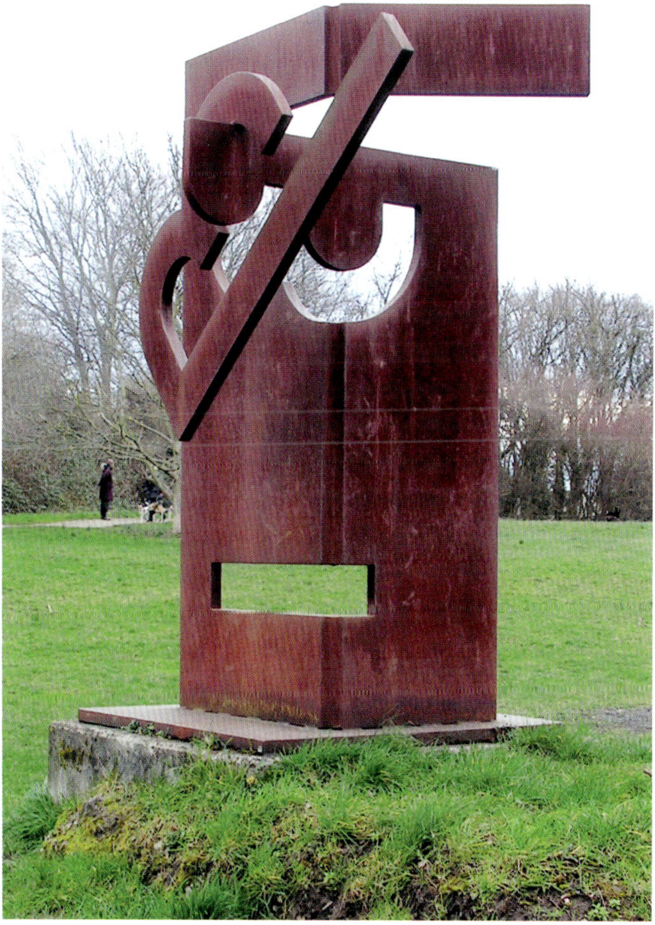

Kunst auf der Hundewiese: Reinhard Puch, Akkord I.

ten auf der Wiese zu erklären: Reinhard Puch, Akkord I, aus dem Jahre 2005.

Gegenüber geht der Weg abwärts zum Parkplatz.

Beuel, Nordbrücke mit Tour

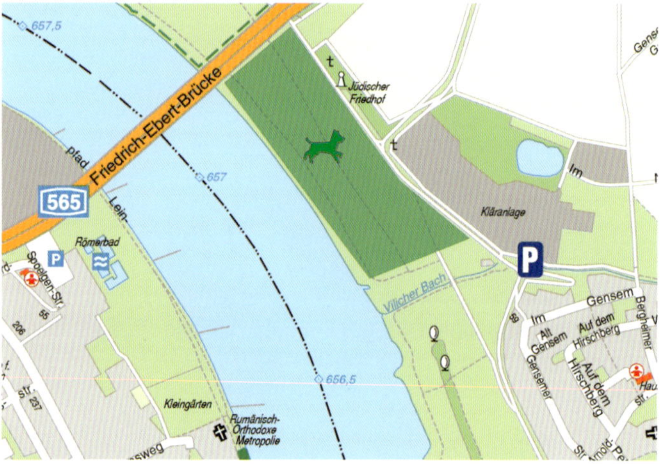

Die Beueler Auslauffläche wird vom Verein Hundefreilauf Bonn e.V. organisiert, und es gelten die auf den Schildern aufgeführten Regeln.

Parkplatz Gensemer Straße, Wasserwerk

Eine große Wiese mit viel Platz zum Toben. Wenn Sie die Wiese einmal umrunden, haben Sie ca. 1,7 km zurückgelegt.

Die Tour

In die Siegmündung, ca. 7,5 km, ca. 2,5 Stunden
Zur Siegfähre, ca.5,5 km, ca. 2 Stunden
Siegfähre und Siegmündung, ca. 9,5 km, ca. 3 Stunden

Die Tour startet am Ende der Rheinaustraße, Ecke Wolfsgasse. Es gibt ausreichend Parkplätze auf der Rheinaustraße.

Die Tour führt am Haus mit den runden Fenstern vorbei. Dieses Gebäude ist ein schönes Beispiel, wie ein ganz schlichtes Haus interessant umgebaut werden kann. Die Ausführung und Planung lag bei der berühmten Bonner Architektenfamilie van Dorp.

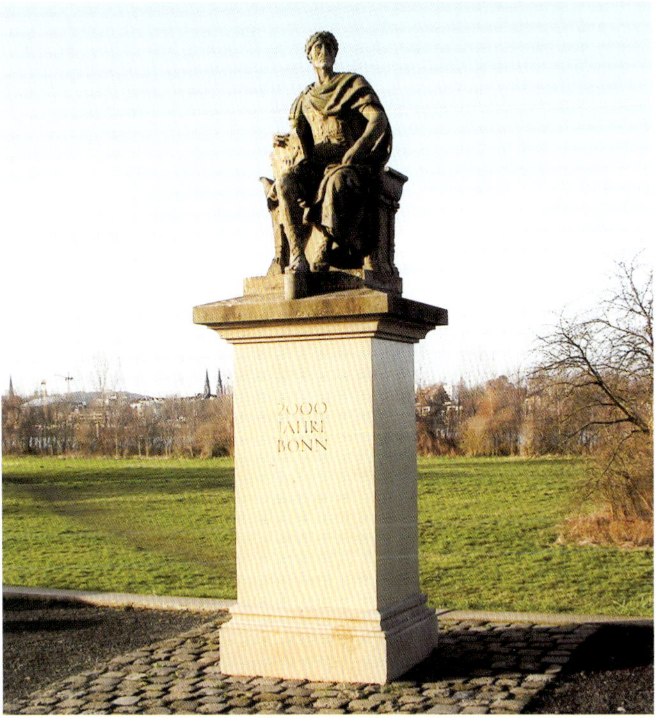

An dieser Stelle sollen Caesars Truppen eine Brücke gebaut haben.

Durch das Hochwassertor kommen wir auf die Wiese. Hinter dem Wegekreuz führt ein Feldweg parallel zum Damm, den nehmen wir und erreichen nach 250 m das Caesar-Denkmal.

Ein kurioses Denkmal, das auch nicht in der Denkmalliste der Stadt Bonn aufgeführt wird. Die Inschrift lautet übersetzt „G. Jul. Caesar hat als erster eine Brücke über den Fluss errichtet im Jahr 55 vor Christi Geburt“. Doch da sind sich die Gelehrten uneinig, viele halten den Brückenschlag bei Neuwied für glaubhafter. Das hielt die Stadt Bonn nicht davon ab, im Jahre 1898 zum Bau der ersten Bonner Rheinbrücke Caesar auf einem Torbogen über dem Treppenabgang zur Rheinpromenade zu platzieren.

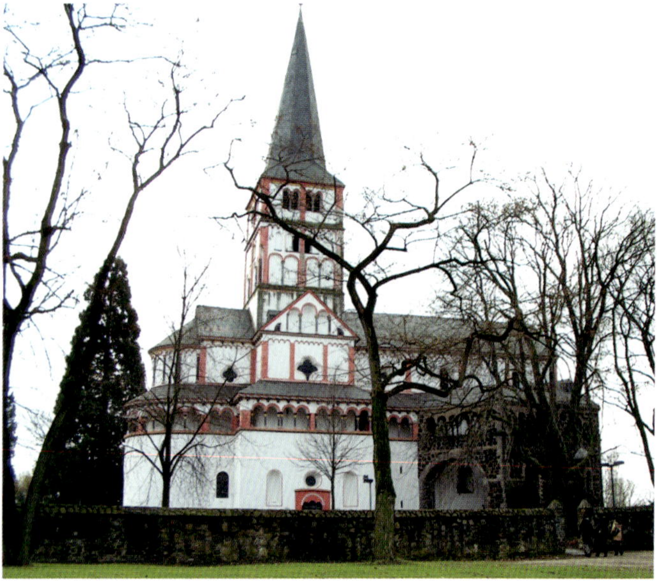

Die Schwarzrheindorfer Doppelkirche.

Dort steht heute die Bonner Oper. Nach Zerstörung der Rheinbrücke im Zweiten Weltkrieg galt die Figur als verschollen. Sie wurde jedoch gefunden und restauriert. Zur 2000-Jahr-Feier der Stadt im Jahr 1989 wurde sie an ihrem heutigen Platz aufgestellt. Angeblich war hier die früheste nachgewiesene Flussquerung. Da wo wir stehen, befand sich die Ansiedlung Gensem, gegenüber das Römerlager.

Im Hintergrund ragt die Doppelkirche Schwarzrheindorf hervor. Ein Besuch lohnt sich. Den Damm ´runter, rechts bis zum Kinderspielplatz, von dort führt ein Fußweg ´rauf bis zur Kirche.

Die im 12. Jahrhundert gebaute Kirche ist einzigartig. Sie ist mit ihrem Achteck-Kirchenschiff dem Aachener Dom nachempfunden. Zur Trennung von Stiftskirche und Pfarrkirche wurde sie zweistöckig angelegt. Nur in Wasserburg am Inn gibt es noch eine Doppelkirche bestehend aus Gruftkirche und Pfarrkirche.

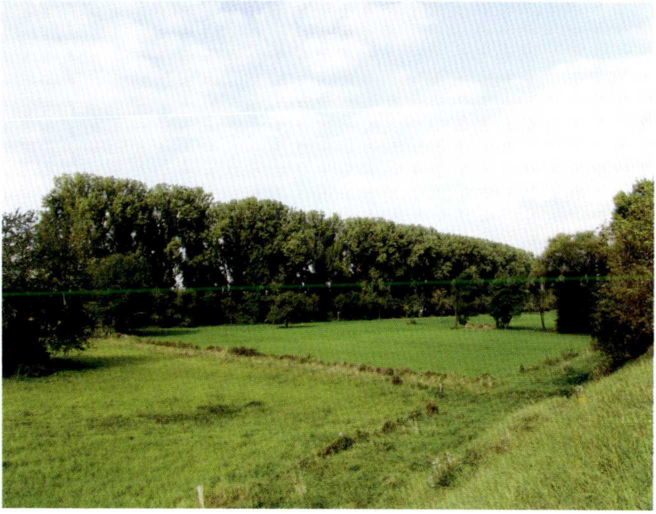

Die Bäume der Pappel-Allee waren zu alt und mussten weichen.

Suchen Sie sich ein Plätzchen, wo der Hund angebunden werden kann. Der Blick in die Kirche lohnt, die Ausmalungen entsprechen wieder denen des 12. Jahrhunderts.

Um unsere Tour fortzusetzen, nehmen wir den Weg zurück. Beim Caesar-Denkmal geht es wieder vom Damm ´runter auf die Wiese, geradaus und am breiten Feldweg rechts. Dies war mal eine Allee, bestehend aus Pappeln. Die Bäume mussten im Jahr 2007 aus Altersgründen weichen. Die Schwarzerlen und Weiden die gepflanzt wurden, brauchen noch einige Jahre.

Nach einigen 100 m stoßen wir auf den Vilicher Bach. Normalerweise kann man darüber springen, doch oft ist Hochwasser und wir müssen die Brücke nehmen. Einmal im Jahr, meistens beim Winterhochwasser, ist diese Fläche durch Überschwemmung nicht nutzbar.

Auf der Hundefreilauffläche angekommen, lassen Sie Ihren Hund austoben, bevor die Tour weitergeht.

Zwei sehr schöne Solitairbäume stehen auf der Wiese und laden zum Verweilen ein. Am Rheinufer gibt es einen

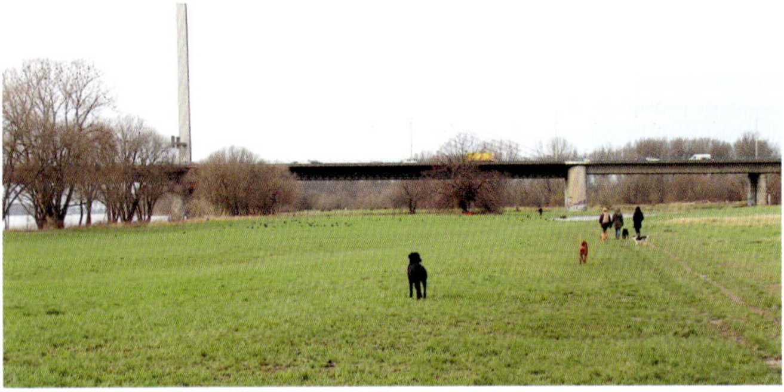

Viel Platz für Hunde.

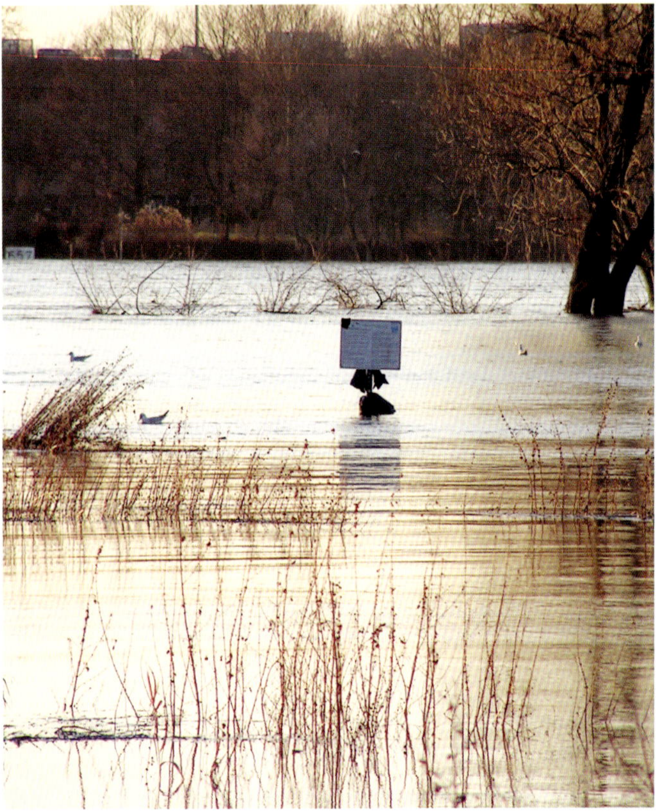

Bei Hochwasser ist die Hundewiese überschwemmt.

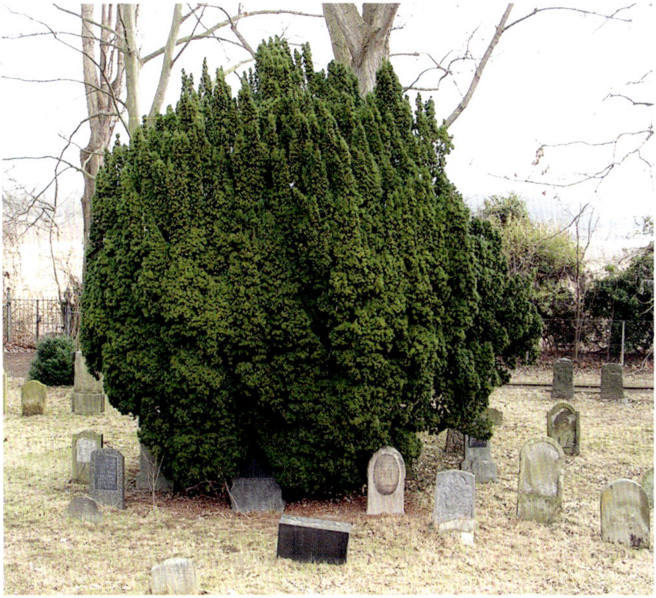

Der Beuler Judenfriedhof. Die Eibe ist ca. 200 Jahre alt.

schönen „Hundestrand". Doch wohlgemerkt, das ist alles nicht offiziell, wir müssen weiterhin Rücksicht nehmen auf andere Spaziergänger ohne Hund.

Unser Weg führt uns Richtung Nordbrücke über die Wiese wieder zum Rheindamm. Dort ist der Jahrhunderte alte Judenfriedhof. Der älteste Grabstein ist von 1623, eine Eibe gehört zu den ältesten Bäumen Bonns.

Zurück auf der Hundwiese gehen wir unter der Nordbrücke durch. Ab hier muss der Hund angeleint werden. Am Ende des Fuß- und Radwegs führt ein Weg rechts in das Naturschutzgebiet Siegaue. Eine alte Auenlandschaft mit Schwarzerlen, Silberpappeln und Kopfweiden, die zur Reisiggewinnung genutzt wurden, finden wir vor.

Dem Pfad folgend kommen wir an die Sieg und nach einigen Metern rechtshaltend an die Siegfähre. Seit 1777 ist die „Bergheimer Fähre" an dieser Stelle in Betrieb, alte Eichen säumen ihre Zufahrt.

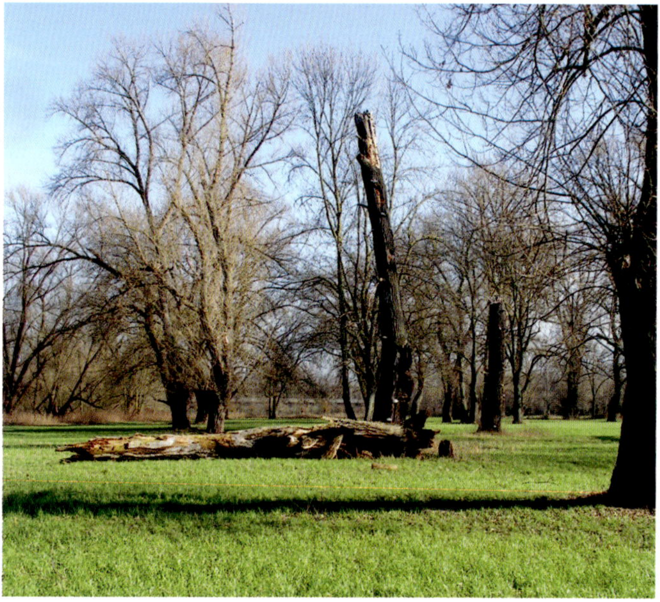

Der Auenwald des Naturschutzgebiets Untere Sieg.

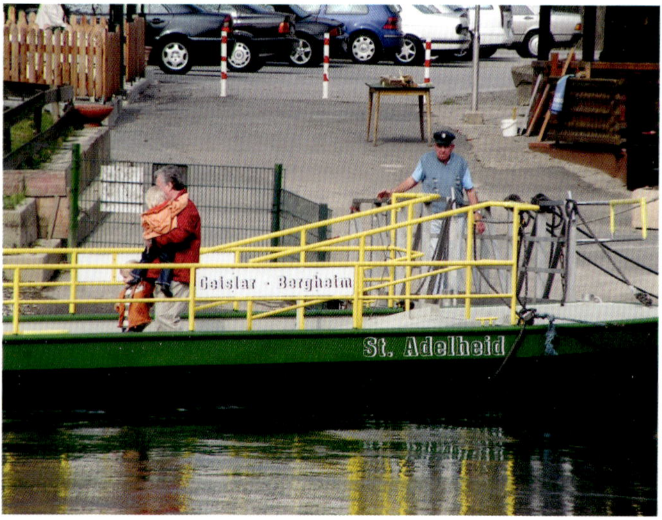

Die Gierfähre an der Sieg. Das Restaurant „Zur Siegfähre“ liegt nebenan. Das Foto zeigt die Seite mit dem Restaurant.

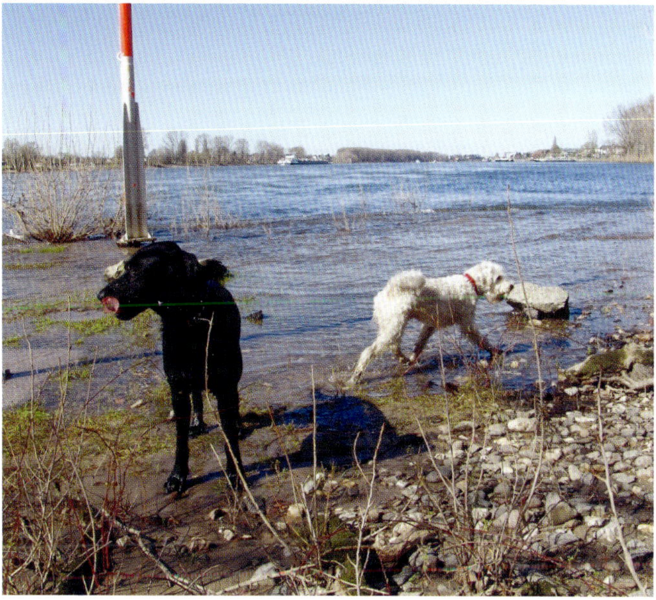

Die Siegmündung

Eine umweltfreundliche Fähre, die mit Hilfe der Strömungskraft, einem Drahtseil und dem großen Heckruder, die Gäste sicher auf die andere Seite bringt.

Die Fahrt dauert ca. 1½ Minuten und kostet 50 Cent pro Erwachsenem oder Fahrrad, 30 Cent je Kind. Der Fährbetrieb läuft in der Regel von Ostern bis Oktober von 9:30 bis 20:00 Uhr und sonntags auch schon ab 9:00 Uhr.

Das gegenüberliegende Ausflugslokal „Zur Siegfähre" lädt zum Besuch ein. Die Öffnungszeiten entsprechen denen der Fähre.

Unsere Tour geht siegabwärts weiter, 2,5 km sind es bis in die Siegmündung. Woher der Name Sieg kommt, kann nur vermutet werden. Die einen sagen, er bezieht sich auf den Volksstamm der Sugambrer, der am Oberlauf der Sieg angesiedelt war. Mir gefällt die Ableitung von dem keltischen Wort „Sikkere", das bedeutet „schneller Fluss" - und Vorsicht, die Sieg ist tückisch und reißend.

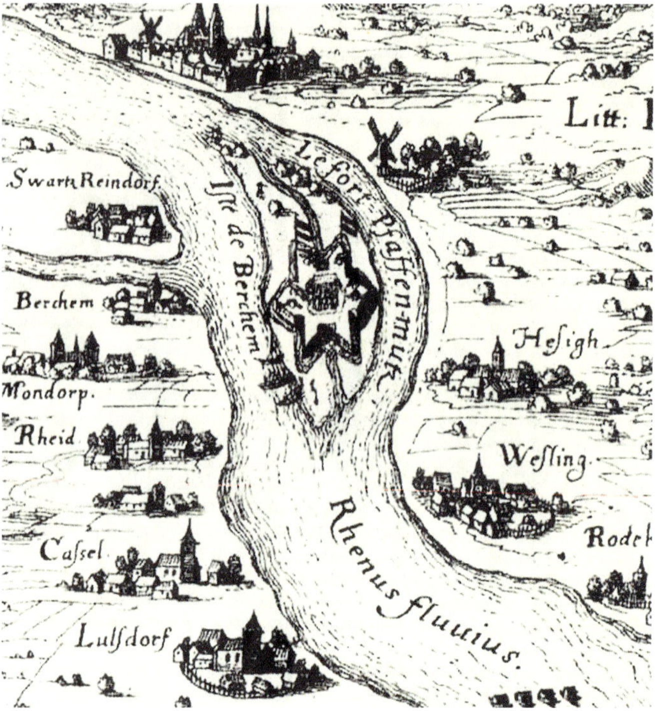

Von der ehemaligen Pfaffenmütze ist nur noch das Herseler Wert übriggeblieben.

Nach 155 km erreicht die Sieg von ihrer Quelle im Rothaargebirge den Rhein. Die Mündung ist auch die Grenze vom Mittelrhein zum Niederrhein. Immer wieder bildet sich an der naturbelassenen Mündung eine Landzunge. Im 16. Jahrhundert lag hier das Kemper Werth oder auch wegen des Aussehens Pfaffenmütze genannt. Im Dreißigjährigen Krieg drangen holländische Truppen im Jahr 1620 bis zum Rhein vor und errichteten auf dem Kemper Werth die Festung. Die Soldaten erhoben hohe Abgaben für die Bevölkerung, brandschatzen und terrorisierten diese. Spanische Truppen vertrieben 1623 die Holländer, übernahmen die Festung und erhoben ebenfalls hohe Abgaben, nur brandschatzen und die Bevölkerung terrorisieren, taten sie wohl nicht.

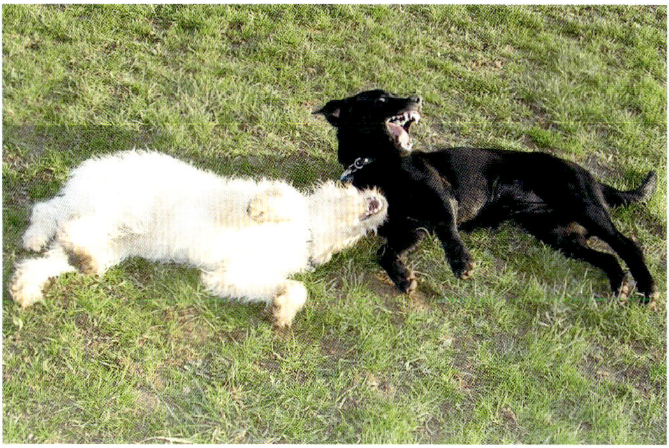

Der Bereich der Mündung mit den sich immer wieder neu bildenden Sandzungen war wohl auch ein Ort für Strandpiraten. Es wird erzählt, dass die Gensemer Feuer am Rheinufer entfachten und so Flöße und Kähne auf den Sandbänken aufliefen und ausgeraubt wurden. Nicht Genaues weiß man nicht, im Stadtarchiv Bonn konnte ich auch nichts finden.

Die Siegmündung ist einer meiner Lieblingsplätze in Bonn. Hier zeigt der Rhein, dass er ein Strom ist, breit und mächtig.

Im trockenen Sommer 2018 wuchsen hier Kürbisse und Tomaten. Die Samen wurden wohl durch eines der Hochwasser angetrieben oder sind durch ein Picknick übriggeblieben.

Rheinaufwärts geht es zurück und hinter der Nordbrücke wieder auf die Hundewiese. Hinter dem Bach nehmen wir den Weg direkt am Rhein entlang, um das schöne Panorama auf Bonn zu genießen.

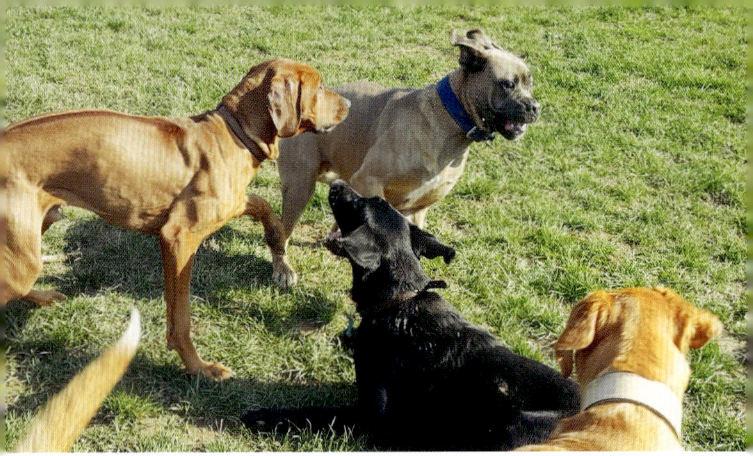

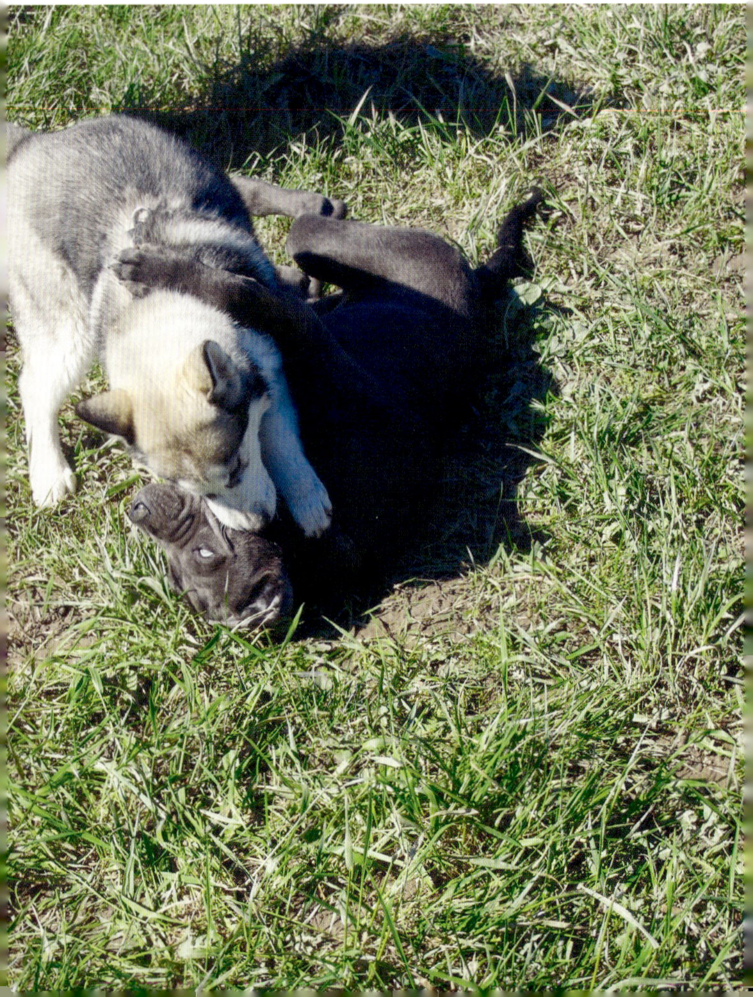

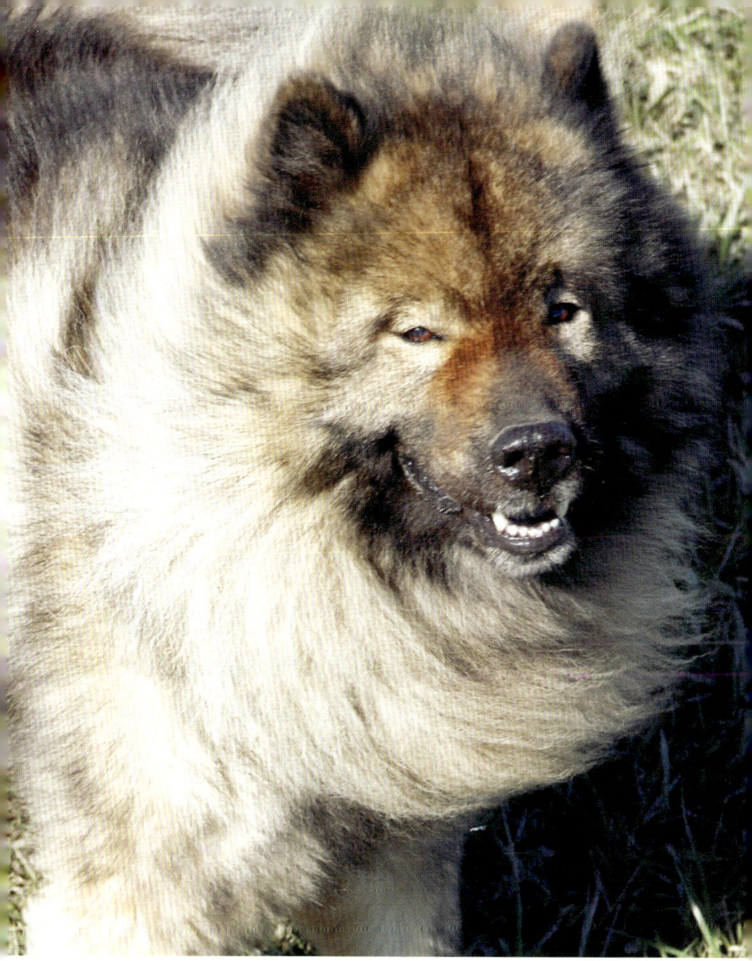

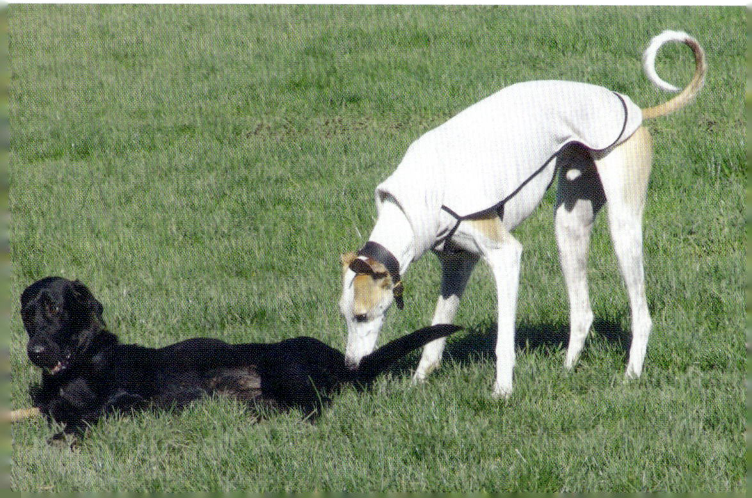

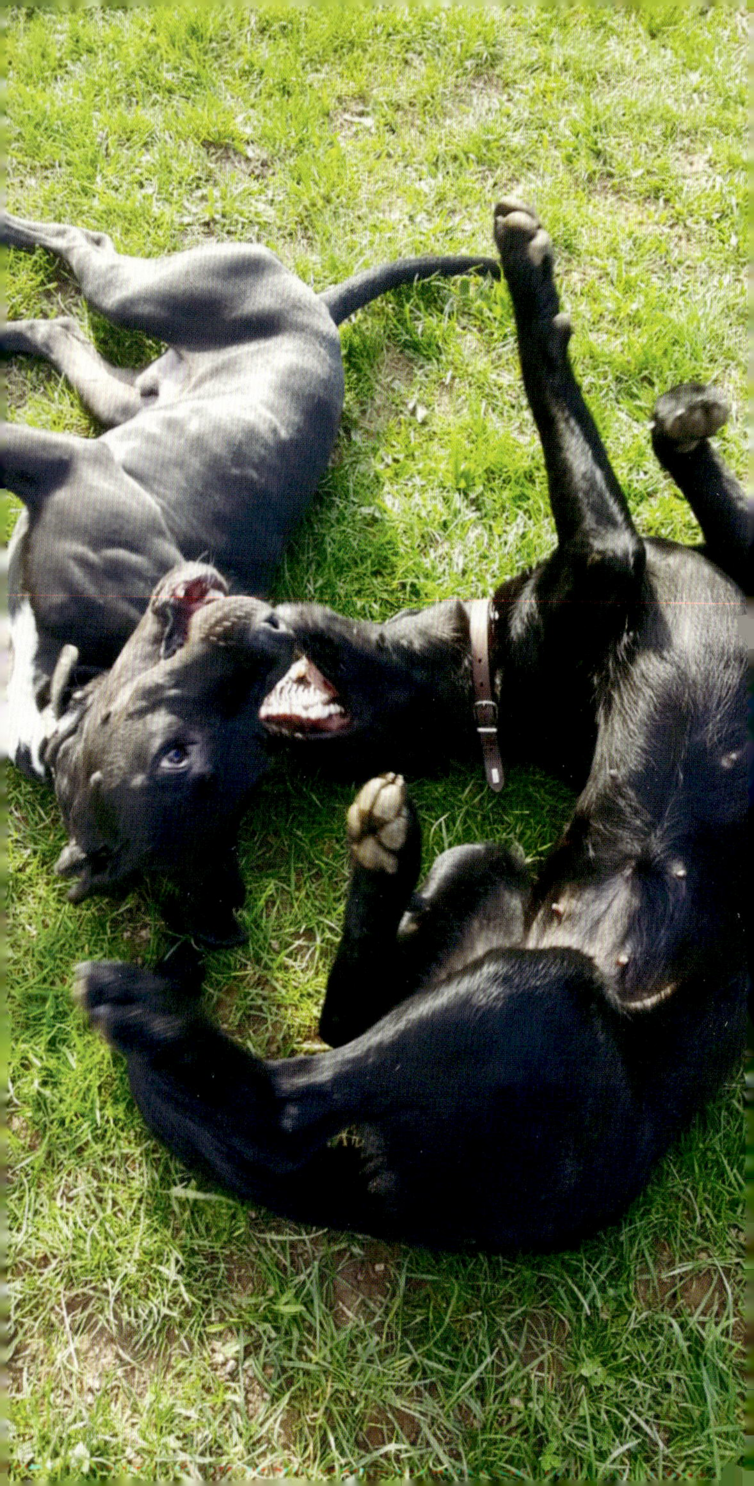

Die Familie August Macke

Ein Interview mit der Direktorin des Museum August-Macke-Haus

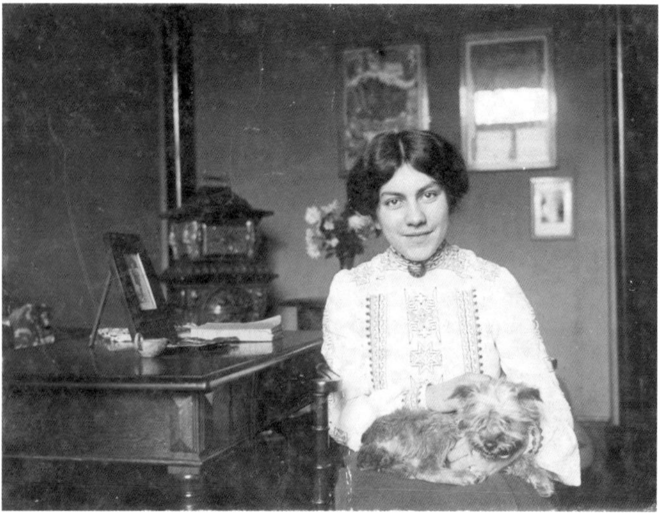

Elisabeth Macke mit dem Hund ihrer Eltern.

Die Familie August Macke

Bei der Recherche zu dem von mir herausgebrachten Buch „Mit August Macke durch Bonn“ kam mir ein Familienfoto der Familie Macke in die Hände, und unten links gab es einen komischen Schatten. Auf meine Rückfrage hin erklärte mir die Direktorin des Museums August-Macke-Haus Frau Dr. Klara Drenker-Nagels: *„Das ist der Hund „Wolf“, der gehörte immer zur Familie!“* Einige Jahre später zur Arbeit an dem jetzt vorliegendem Buch fiel mir die Begebenheit wieder ein, und ich fragte die Museumsdirektorin, ob es noch mehr Fotos mit Hund gebe oder gegebenenfalls gemalte Bilder oder Zeichnungen. Folgendes hat sie gefunden:

Frau Dr. Drenker-Nagels, herzlichen Dank, dass Sie die Fotos und die Karikatur herausgesucht haben. Der Hund musste damals wohl mit aufs Familienfoto der Familie Macke?

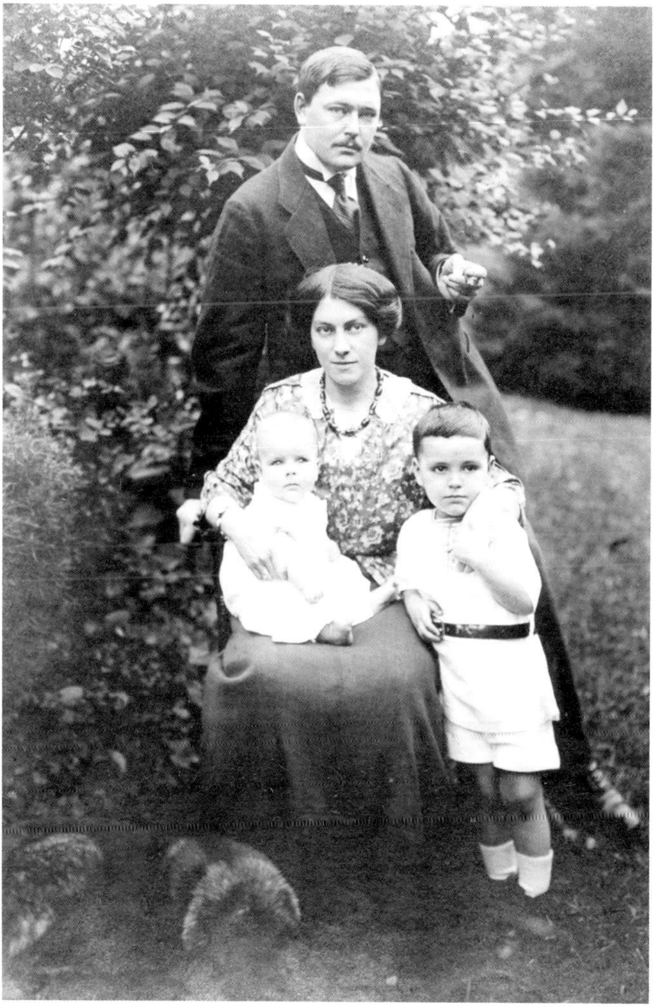

Der Hund musste mit auf das Familienfoto. Elisabeth und August Macke mit ihren Söhnen Walter und Wolfgang. Zu ihren Füßen der Hund Wolf.

Frau Dr. Drenker-Nagels: *Ja, der gehörte dazu. August Macke hatte den Schäferhund 1911 angeschafft, wohl kurz, nachdem er das Haus an der Bornheimer Straße mit seiner Familie bezogen hatte.*

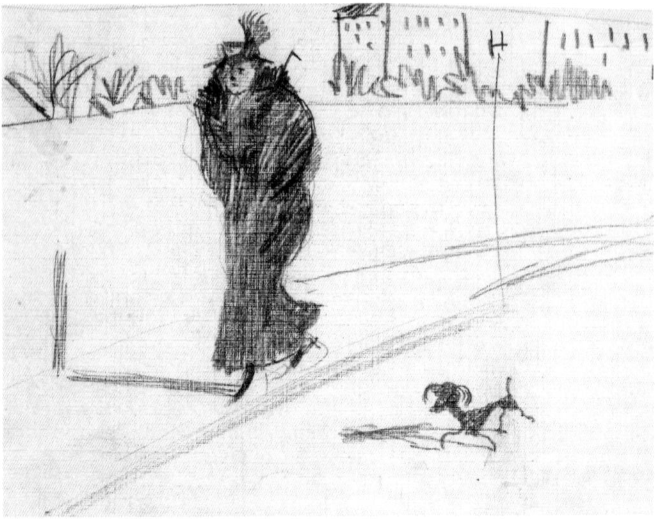

Skizze einer Alltagszene von August Macke, um 1912.

Das Bild mit Elisabeth Macke und Hund sieht auch sehr innig aus. Scheint jedoch ein anderer Hund zu sein?

Frau Dr. Drenker-Nagels: *Ja, dieses Bild stammt aus Elisabeths Mädchenzeit, ca. um 1905 -07. Das wird einer der Hunde der Gerhardts gewesen sein, den Eltern von Elisabeth, die gleich nebenan wohnten.*

Sehr schön ist auch die Karikatur, elegante Dame mit dürrem Hund. Hat die Karikatur einen Titel und gibt es eine Geschichte dazu?

Frau Dr. Drenker-Nagels: *Nein, leider nicht. Aber Macke war ja sehr humorvoll und skizzierte ständig Menschen auf der Straße. Und diese dahineilende Dame mit ihrem krummbeinigen Dackelchen wird ihn sehr amüsiert haben.*

Haben Sie selber Erfahrung mit Hunden?

Frau Dr. Drenker-Nagels: *Ja, ich mag Hunde und kann es gut mit ihnen, schon von klein an. Zuhause waren wir viele Kinder und hatten immer ein oder zwei große Hunde, schon um das Haus zu bewachen. Dreimal hatten wir ei-*

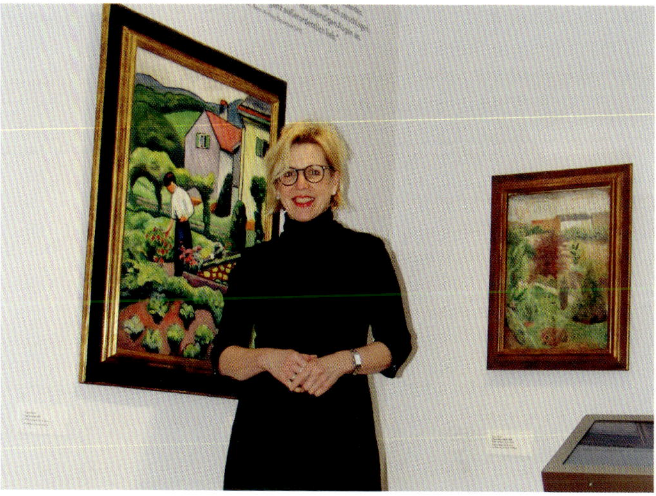

Die Museumsdirektorin Dr. Clara Drenker-Nagels in dem Wohnhaus der Familie August Macke.

nen Welpen. Das war jedes Mal besonders schön und aufregend. Zu diesen Hunden hatten wir alle eine sehr innige und vertrauensvolle Beziehung.

Wie Sie wissen bin ich ein Anhänger des von Ihnen geführten Museums. Ich sehe mir gerne die Wechselausstellungen an, bei denen es Ihnen immer wieder gelingt, hochkarätige Bilder von Museen auszuleihen. Erst vor kurzem war die Ausstellung „Orpheus - Traum und Mythos in der modernen Kunst" zu sehen. Max Beckmann, Markus Lüpertz, Pablo Picasso, um nur einige zu nennen, waren vertreten.

Jeder ist herzlich willkommen in diesem Museum, es ist klar: Der Hund muss draußen bleiben.

Frau Dr. Drenker-Nagels: *Ja, das geht leider aus hygienischen Gründen nicht anders. Ausgenommen sind jedoch Begleithunde, beispielsweise Blindenhunde.*

Herzlichen Dank Frau Dr. Drenker-Nagels, und wir sehen uns - ohne Hund - demnächst in diesem Museum.

www.august-macke-haus.de

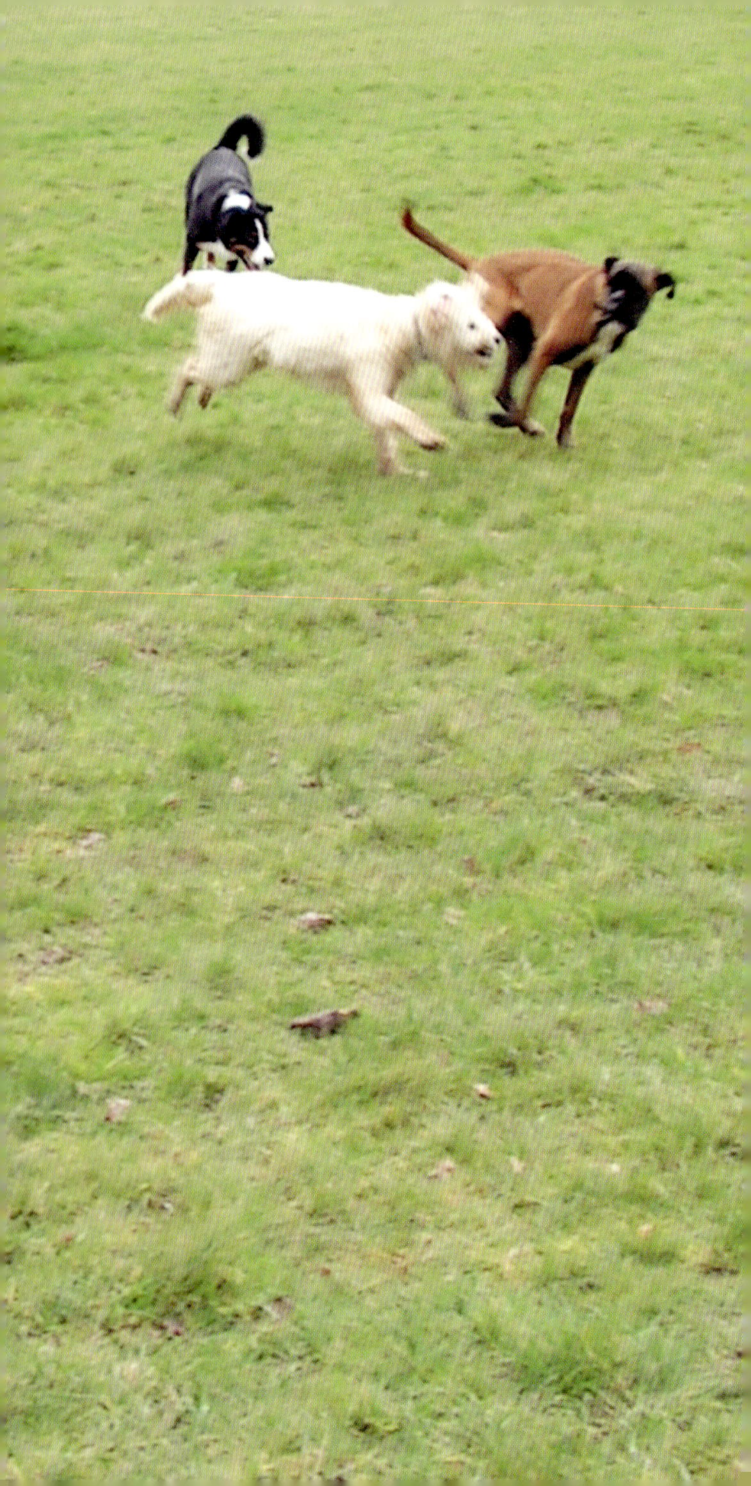

Freizeitpark Rheinaue

Tour 1 - Rheinaue und Regierungsviertel

Tour 2 - Amerikanisches Viertel

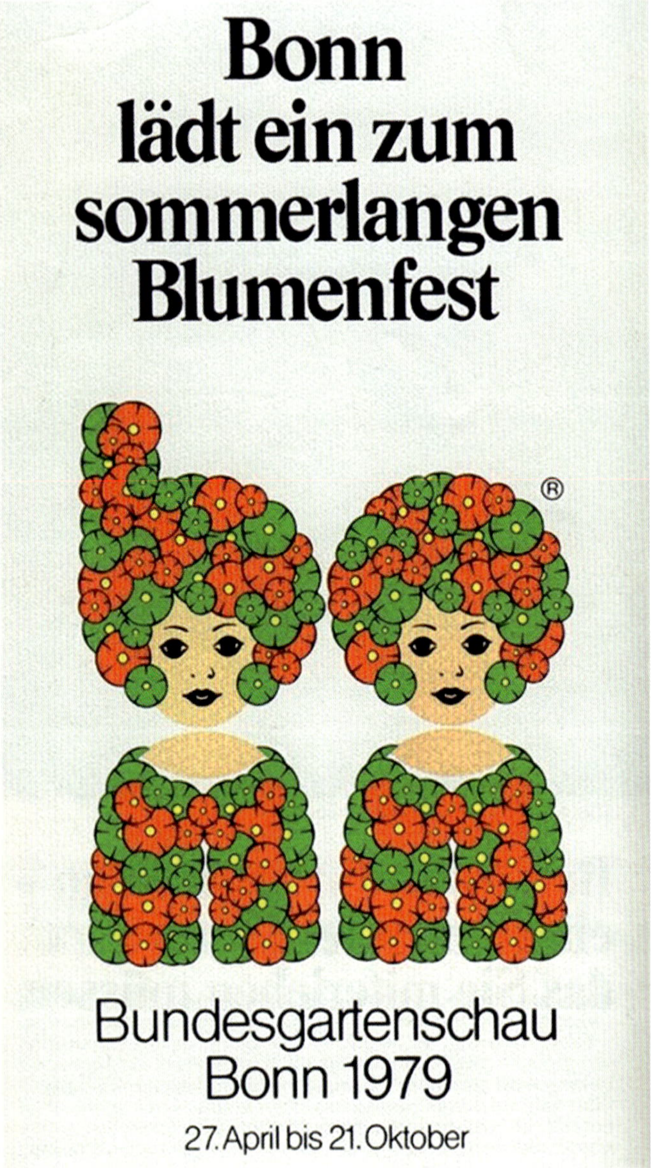

Werbeflyer der Stadt Bonn zur Bundesgartenschau.

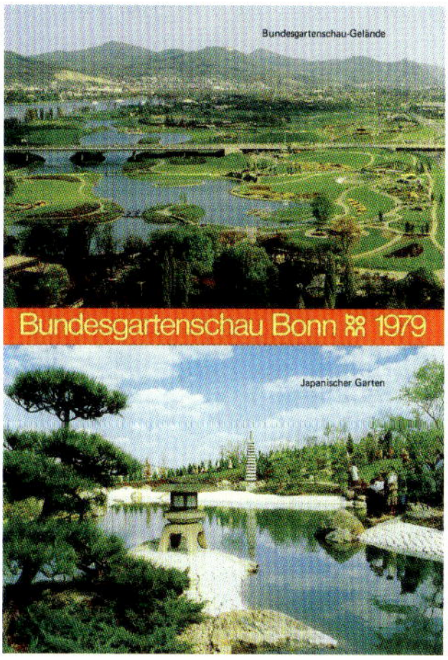

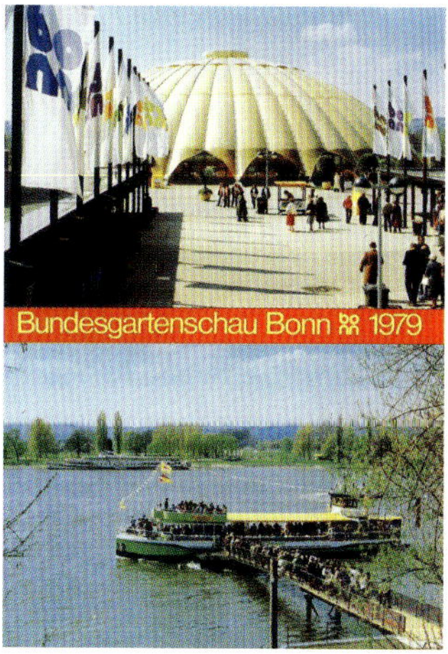

Freizeitpark Rheinaue

Die Bonner nennen den Park, der 1979 als Bundesgartenschau geplant und gestaltet wurde, liebevoll die „Rheinaue“. Sie steht für einen wunderschönen Landschaftspark, der den Blick frei gibt bis ins Siebengebirge. Ebenso ist die Rheinaue einer der Hauptveranstaltungsorte in Bonn.

Die größte Veranstaltung war von 1983 bis 2011 das jährlich stattfinde Open-Air-Festival R(H)EINKULTUR. Mit bis zu 170.000 Besuchen zählte es zu den größten Festivals dieser Art.

Ebenso ist der Flohmarkt, der von März bis Oktober jeden dritten Samstag im Monat stattfindet, einer der größten in Deutschland.

Jeweils am ersten Maiwochenende wird in der Rheinaue RHEIN IN FLAMMEN veranstaltet, ein Fest mit Schiffsparade und abschließendem Höhenfeuerwerk.

Doch am meisten nutzen die Bonner ihre Rheinaue als Freizeitpark, mit spazieren gehen, grillen, Sportaktivitäten oder einfach nur chillen.

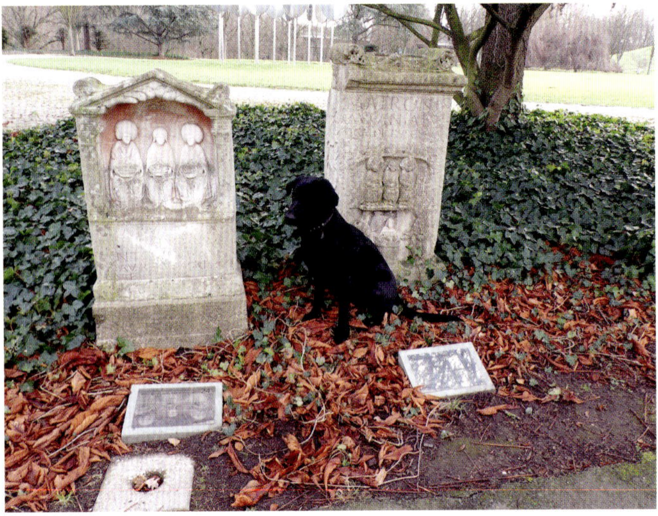

Repliken antiker Stelen in der Rheinaue.

Wer seinen Hund erstmal toben lassen will, sollte die Hundefreilauffläche besuchen.
Siehe Hundefreilaufflächen Seite 31.

Tour Rheinaue und Regierungsviertel

ca. 3 Stunden - ca. 6 km

Der Haupteingang zur Rheinaue ist leicht zu finden. Wir nehmen als Anfang der Tour jedoch den vor der Auffahrt zur Autobahn liegenden Parkplatz des Parkrestaurants Rheinaue. Die Parkzeit mit Parkscheibe ist auf 3 Stunden begrenzt!

Wir verlassen den Parkplatz in Richtung des gut sichtbarem Post Towers. Der Weg führt erst mal am Zaun vorbei, bis wir rechts in den Park abbiegen können, dort links und wieder links unter der Südbrücke durch.

Ca. 50 m voraus steht ein braunes beleuchtetes Hinweisschild, heute nur noch mit Werbung, früher mit einem

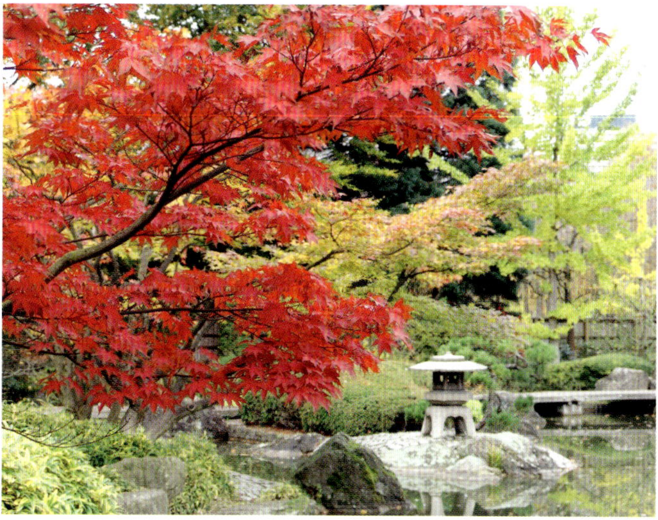

Der Japanische Garten im Herbst.

Plan des Parkes versehen. Dort geht es nach rechts zur Brüstung des Wasserfalls.

Das silberne Kunstwerk auf der Wiese nennt sich Löffelwald von Hermann Goepfert/Johannes Peter Hölzinger, 1979 entworfen.

Linker Hand sehen wir schon einen Weg, die sogenannte Römerstraße, Nachbildungen antiker Grabsteine säumen ihn. Hervorzuheben sind die Matronensteine. Matronen sind Muttergottheiten der römischen, germanischen und keltischen Religionen. Die aufanischen Matronen wurden im 2. bis 3. Jahrhundert in Bonn und Umgebung verehrt. Unter dem Bonner Münster fand man den Altar der Matronae Aufaniae. Kultzentrum war u.a. der Tempelbezirk Görresburg bei Nettersheim in der Eifel.

Am Ende der Römerstraße befindet sich gegenüber der Eingang zum Japanischen Garten, ein großartiges Zeugnis japanischer Gartenbaukunst und ein Geschenk Japans an die Stadt Bonn. Mittlerweile über 40 Jahre alt, hat er an Charme zugenommen. Die Bäume und Sträucher sind größer und dichter geworden. Obwohl auch hier schon Nach-

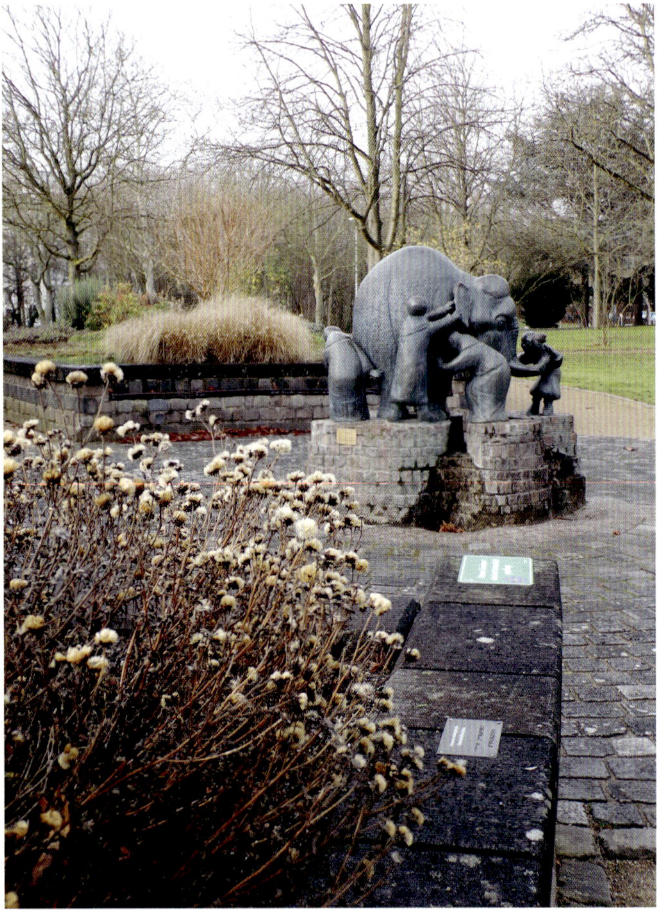

Nicht nur für Blinde interessant. Der mit Kräutern angelegte Blindengarten.

fahren der Vandalen am Werk waren – die wunderschöne Eingangstür aus japanischer Zeder ist mal abgebrannt – steht der Japanische Garten immer noch stattlich da. Verweilen wir ein wenig und schauen.

Unser Weg führt links weiter und wir erreichen schnell den Blindengarten. 1983 wurde dieses Kleinod nicht nur für Blinde eingerichtet. Auf den Mauern der Hochbeete

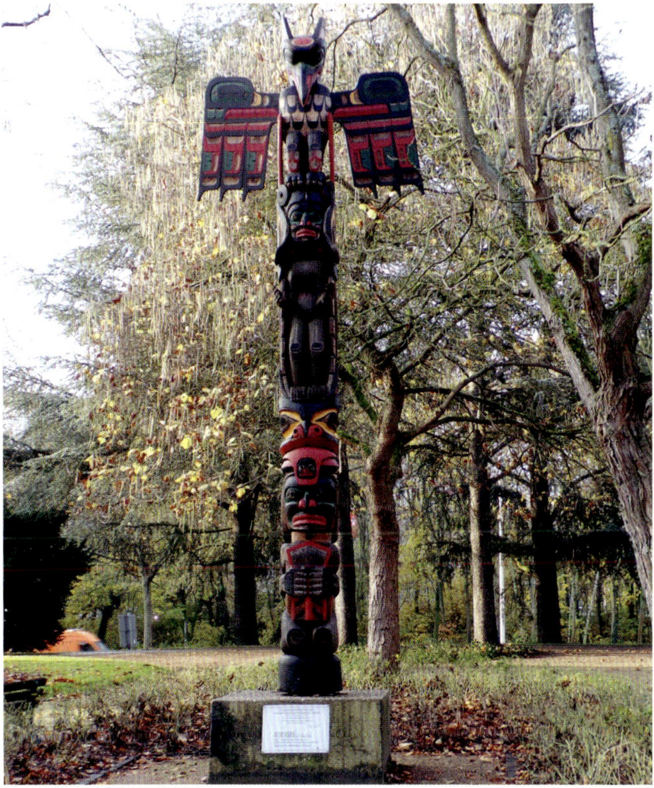

Totem von Chief Toni Hunt

stehen jeweils die Namen der angepflanzten Kräuter in Blinden- und in normaler Schrift. Insgesamt sollen mehr als 800 Gewürzpflanzen, Kräuter und Stauden aus 33 Pflanzensorten dort blühen. Auch ein Genuss für die Nase.

Der Mittelpunkt ist der bronzene Elefantenbrunnen. Geschaffen 1983 von Richard Engels, stellt er Blinde, die einen Elefanten ertasten und zu unterschiedlichen Schlussfolgerungen kommen dar. Am Hauptweg erzählt eine Bronzetafel die Geschichte auch in Blindenschrift und normaler Schrift.

Weiter auf dem Hauptweg Richtung Posttower führt uns der Weg zum Totem von Chief Toni Hunt. Korrekter ist es

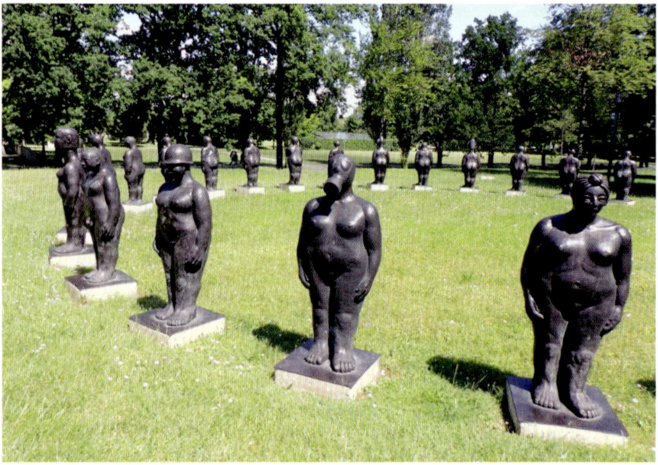

Die Skulpturengruppe von Tina Schwichtenberg: Frauen De Formation.

ein Wappenpfahl, wie uns die Inschrift lehrt. Zur Eröffnung des Parks aufgestellt und zur 2000-Jahr-Feier der Stadt nochmal von Toni Hunt renoviert.

Es geht weiter, diesmal direkt zum Post Tower, links am ehemaligen Rheinland-Pfalz-Pavillon, der zurzeit auf Renovierung und auf eine neue Gastronomie wartet, über die Brücke. Auf der rechten Seite in der Mitte der Brücke sehen wir eine sehr schöne Skulpturengruppe, Tina Schwichtenberg: Frauen De Formation. Dieses Kunstwerk setzt die Künstlerin seit 1988 stetig fort, mittlerweile sind an die 100 Figuren entstanden. Dreißig Skulpturen davon sind hier zu einem Kreis zusammengefasst. Weiter bis direkt vor den Tower. Immerhin mit 162,5 Metern das elfhöchste und einzige hohe Hochhaus außerhalb Frankfurts am Main. 2002 wurde die Zentrale des Logistikkonzerns Deutsche Post DHL Group eingeweiht. Geplant und gebaut haben ihn Murphy und Jahn (Chicago) unter Mitwirkung von Werner Sobek (Stuttgart).

Wir gehen links um das Gebäude und treffen auf den von Markus Lüpertz 2007 erschaffenen Mercurius, den Gott des Handels – steht dann wohl an der richtigen Stelle. Mit

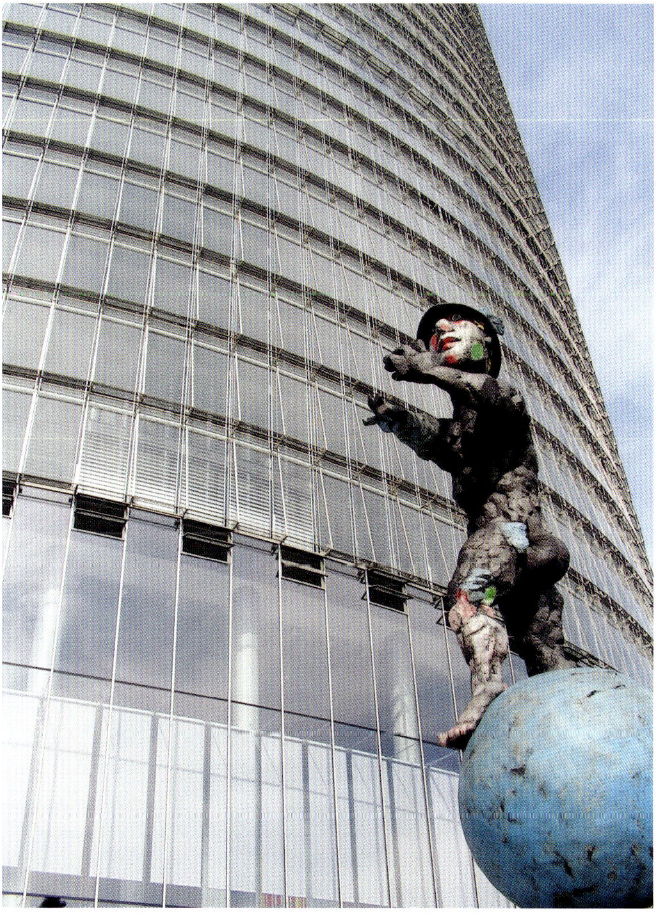

Vor dem Post Tower steht die Skulptur von Markus Lüpertz, Mercurius.

an die 200.000 Arbeitnehmern ist die Post einer der größten Arbeitgeber Deutschlands.

Unser Weg führt uns links am Haupteingang des Konzerns zwischen die beiden Turmhälften. Links geht eine Treppe ´runter, und wir stehen vor dem Gebäude der Deutschen Welle, dem Schürmannbau. Dieses Gebäude wurde als neues Abgeordnetenhaus des Bundestages gebaut und kam

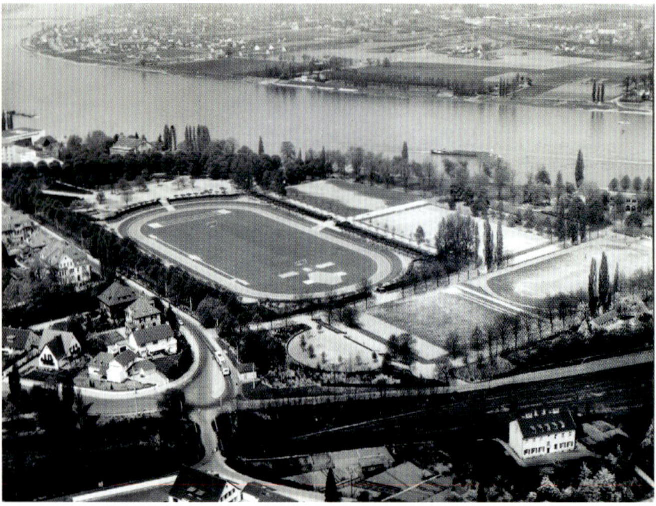

Bis in die 1980er Jahre befand sich auf dem Gelände von Deutscher Welle und Post Tower ein Sportzentrum.

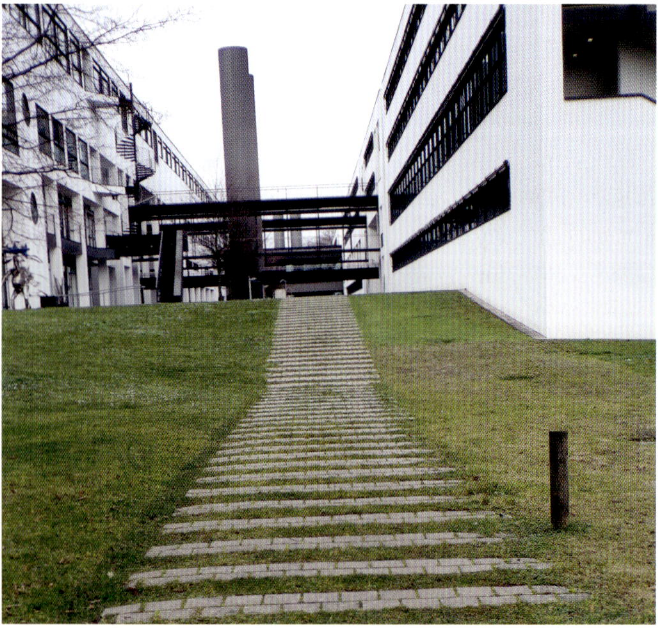

Wir nehmen den Weg quer durch die Deutsche Welle.

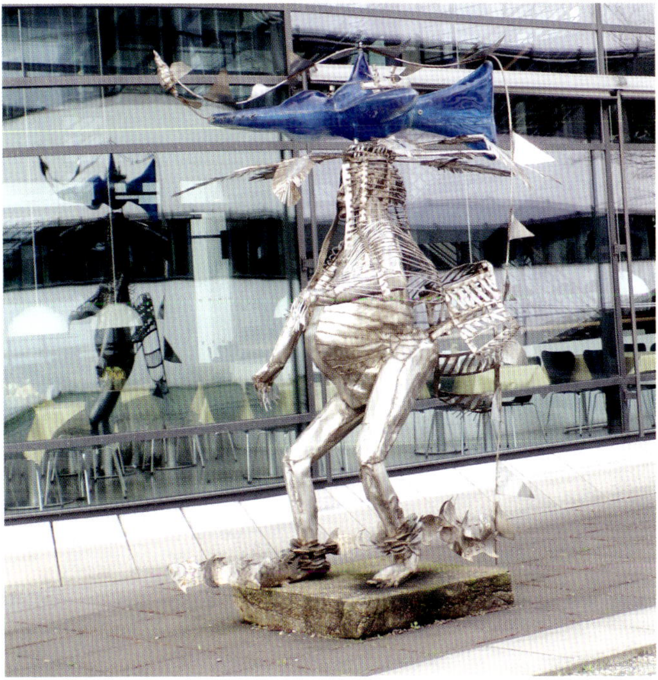

Viel Kunst im und am Bau der „Deutschen Welle".

1993 in die Schlagzeilen, weil es im Rohbau im Rheinhochwasser abgesoffen ist, Schaden über 100.000 Mio. DM.

Wir halten uns kurz rechts um dann links auf dem Weg der Rasensteine durch das Gebäude zu gehen. Ein wunderbarer Bau der erst seine vollständige Größe zeigt, wenn man zwischendurch spaziert.

Von außen sieht das Gebäude relativ klein aus im Gegensatz zu dem gewaltigen „Langen Eugen", dem Abgeordneten-Hochhaus, 1969 erbaut und nach dem ehemaligen Bundestagspräsident Eugen Gerstmaier benannt. Wenn man diese beiden Gebäude vergleicht, sollte man nicht meinen, dass das Gebäude der Deutschen Welle größer ist.

Lassen Sie uns durch das Gebäude schlendern, und wir werden einige tolle Kunstwerke finden. Das Gelände war

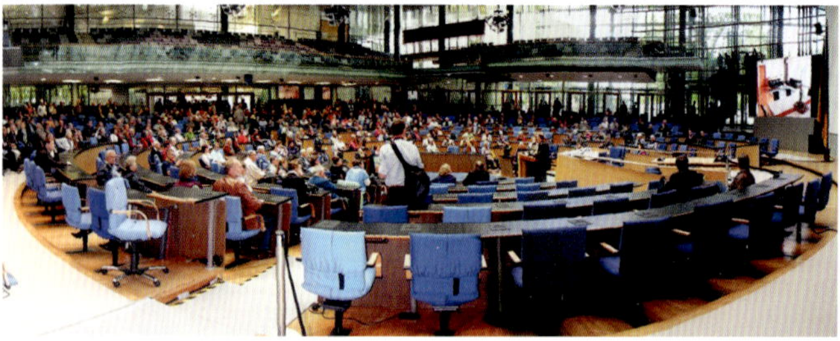

Der ehemalige Plenarsaal wird jetzt vom World Conference Center Bonn (WCCB) genutzt.

früher ein beliebtes Freizeit- und Sportgelände. Die beiden Alleen, in die sich auch der Post Tower einfügt, sind immer noch die Bäume aus dem damaligen Gronau-Stadion.

Genug geschlendert und wir treffen uns am Ende der Deutschen Welle an der Heussallee. Hier wird dann klar, dass wir uns mitten im ehemaligen Regierungsviertel befinden. Nicht nur alle Straßennamen sind nach ehemaligen Politikern benannt, sondern die Stadt Bonn hat auch den Weg der Demokratie geschaffen. Die metallfarbenen großen Hinweistafeln - immer wieder nett reinzulesen und sich die damalige Geschichte in Erinnerung zu bringen.

Der Weg geht weiter Richtung Mariotte-Hotel, wieder ein großes Hochhaus, rechter Hand der ehemalige Bundestag, der mit dem Gebäude gegenüber das World Conference Center Bonn bildet. Weiter den Platz runter gibt es auch noch das Gebäude des Bundesrates. Das ganze Gebäudeensemble ist 1930 als Hochschule für Lehrerausbildung entstanden und nach dem Krieg als Bundestag genutzt worden. Der Neubau des Plenarsaals wurde 1992 mit seiner Einweihung abgeschlossen. Am 1. Juli 1999 fand mit der Vereidigung des Bundespräsidenten Johannes Rau die letzte Sitzung des Parlaments in Bonn statt.

Eine Institution war das „Bundesbüdchen“. Über Jahrzehnte stand er direkt gegenüber dem Eingang des Plenarsaals, viele berühmte Politiker und Journalisten hol-

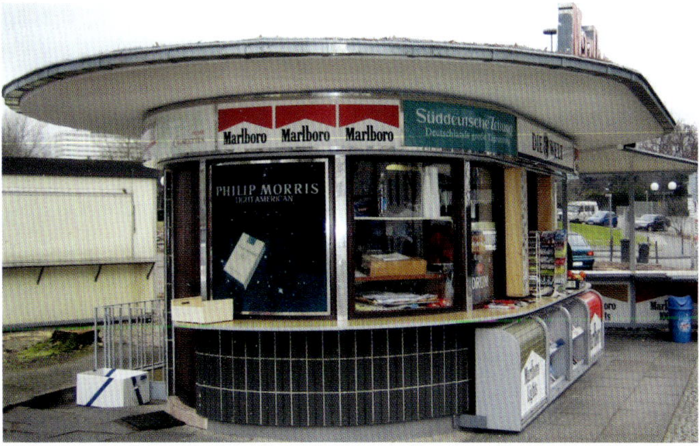

Zur „Bonner Republik“ eine Institution das sogeannte „Bundesbüdchen“.

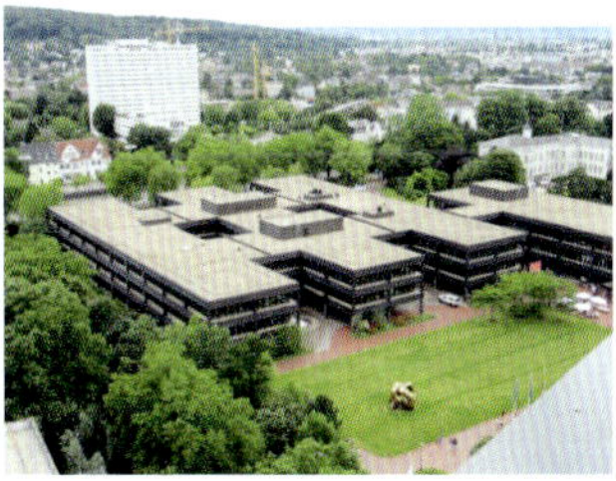

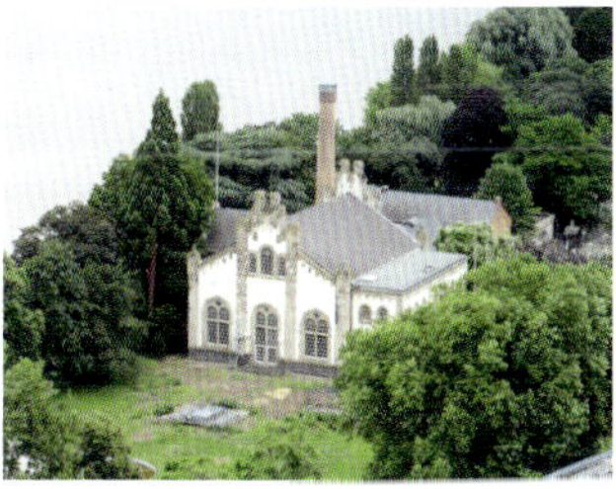

Das ehemalige Bundeskanzleramt und der ehemalige Behelfsplenarsaal „Wasserwerk“.

ten sich hier ihre Zeitung oder einen Kaffee. Er soll vor dem Eingang des Bundeskanzleramtes wieder aufgebaut werden.

Weiter zum Mariotte-Hotel; hier gäbe es die Gelegenheit, gepflegt die Toilette zu besuchen, doch wir verweilen noch aus einem anderen Grund. Im Untergrund wartet ein Geheimnis. Die SPA-Anlage des Hotels ist in die SPA-Anlage einer altrömischen Villa integriert. Sehr schön angelegt und mit einer tollen Info ist die Anlage öffentlich zu besichtigen. Sie müssen sich nur an der Rezeption anmelden, der Hund sollte solange draußen warten.

Das Mariotte-Hotel im Rücken gehen wir links weiter und laufen auf das große braune Gittertor zu. Dahinter befin-

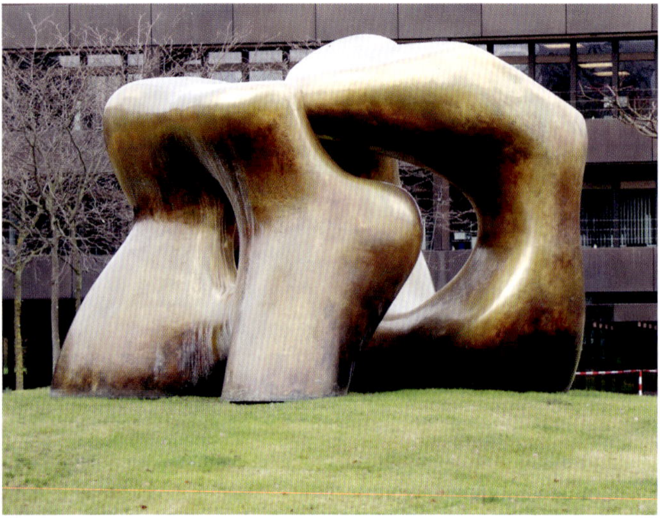

Large Two Forms von Henry Moore.

det sich das Kanzleramt, davor die hervorragende Plastik Large Two Forms von Henry Moore 1979 erschaffen.

Unser Weg führt uns links am Zaun vorbei auf die Adenauer-Allee. Hund bitte kurz halten, leider müssen wir ca. 500 m an der Hauptstraße entlang.

Einen kleinen Abstecher will ich doch machen und nicht den kürzesten Weg nehmen. Wir gehen links bis an die nächste Ecke und finden dort eine Nebenstelle des Hauses der Geschichte. Die Dauerausstellung „Leukoplastbomber und Ampelmännchen - Geschichte in Objekten" ist klein aber sehr fein und der Hund kann sehr gut vor dem Ausstellungspavillon angeleint und beobachtet werden.

Nach diesem Besuch gehen wir zurück, also rechts ´rum, und folgen dem Weg bis zum Adenauer. Der erste Bundeskanzler unserer Republik hat hier ein würdiges Denkmal erhalten.

Es folgen die beiden Regierungsvillen Palais Schaumburg und Villa Hammerschmidt, die erste Villa für den Kanzler, die zweite für den Präsidenten. Wenn die Fahne auf dem

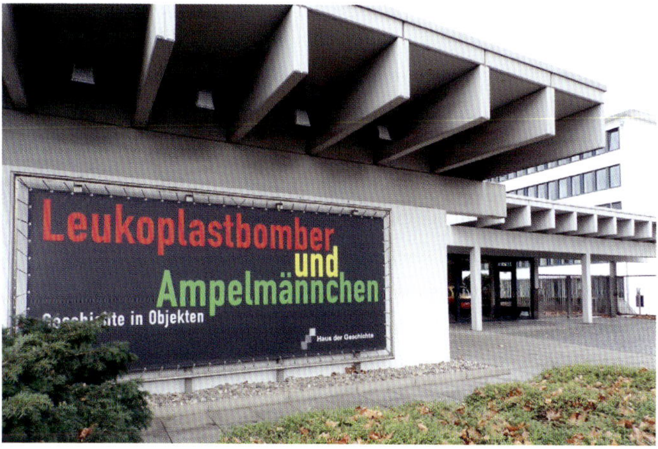

Die Ausstellung vom Haus der Geschichte ist klein aber fein!

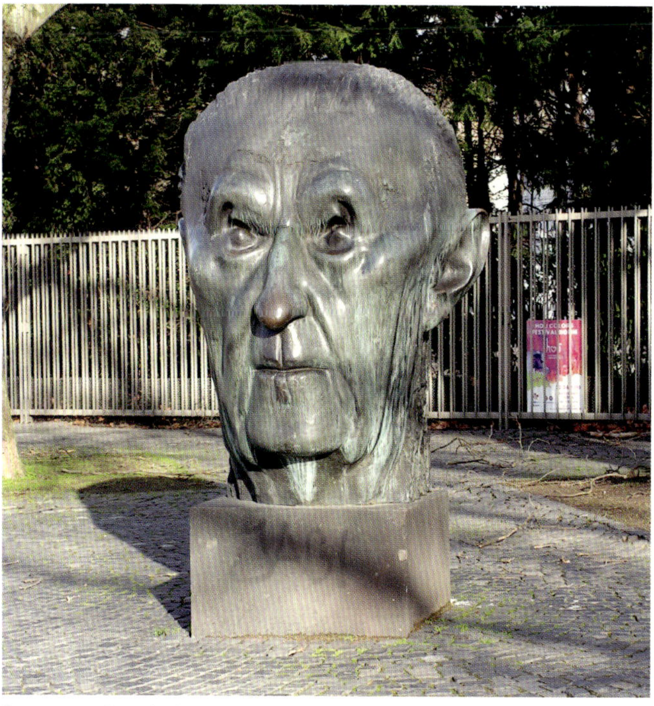

Der erste Bundeskanzler ist in Bonn überall präsent.
Die Adenauer-Skulptur natürlich auf der Adenauerallee.

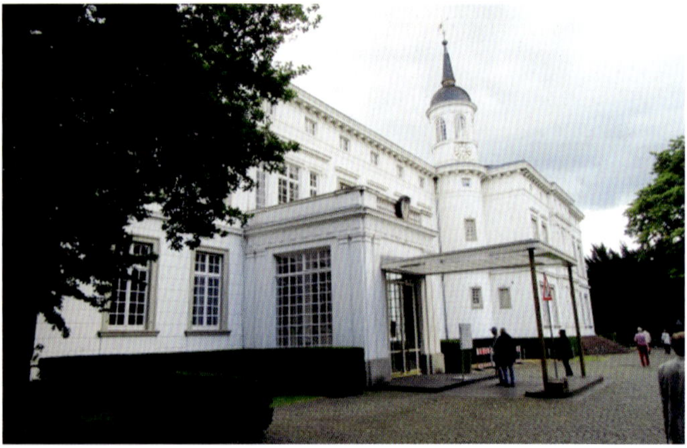

Das Palais Schaumburg ist immer noch zweiter Amtssitz des Bundespräsidenten.

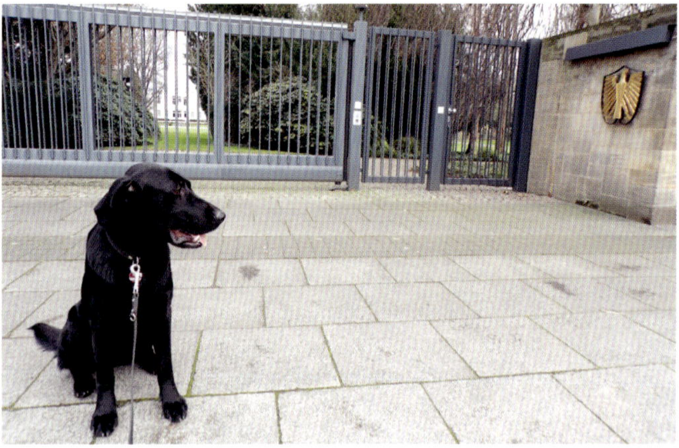

Im Hintergrund die Villa Hammerschmidt, ehemaliger Wohnsitz des Bundeskanzlers. Im Vordergrund der Bundeshund.

Dach weht, wissen wir, der Chef oder die Chefin ist zuhause. Für alte Bonner immer zu merken, die Polizeipräsens ist dann viel höher.

Auf der linken Seite sehen wir das Museum Alexander Koenig, nicht nur ein tolles Naturkundemuseum, sondern auch Ort der ersten Sitzung des Parlamentarischen Rats.

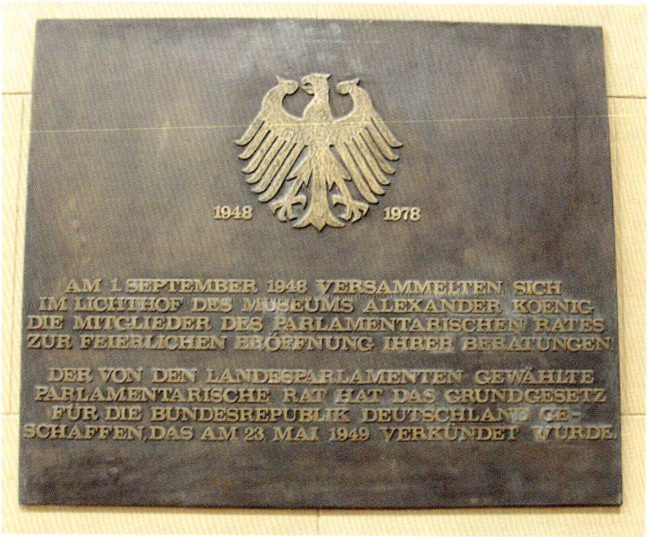

Die Gedenktafel zum Grundgesetz hängt im Museum Koenig.

Angeblich sollen die Giraffen über die Abdeckung hinübergeguckt und ein waches Auge auf das Entstehen unseres Grundgesetzes gehabt haben - nun gut.

Das Museum König bildet mit dem Haus der Geschichte, dem Bonner Kunstmuseum und der Bundesausstellungshalle die Bonner Museumsmeile.

Wir biegen rechts in die Kaiser-Friedrich-Straße ab und laufen wieder auf den Rhein zu. Am Rhein rechts - rheinaufwärts - und wir sehen den ehemaligen Bundestag von der Rückseite aus, ein Stückchen weiter kommt der Behelfsbundestag das „Wasserwerk“.

Interessant ist die „Sonne“. Vor dem Wasserwerk ist ein Planetenlehrpfad eingerichtet - auch ein schöner Hundespaziergang. Der Planentenlehrpfad läuft am Ufer des Rheins entlang, Pluto ist ca. 6 km entfernt. Sehr gut die Erklärung dazu, z.B. bei normaler Schrittgeschwindigkeit wären wir bei dem Maßstab des Planentenpfades mit dreifacher Lichtgeschwindigkeit unterwegs.

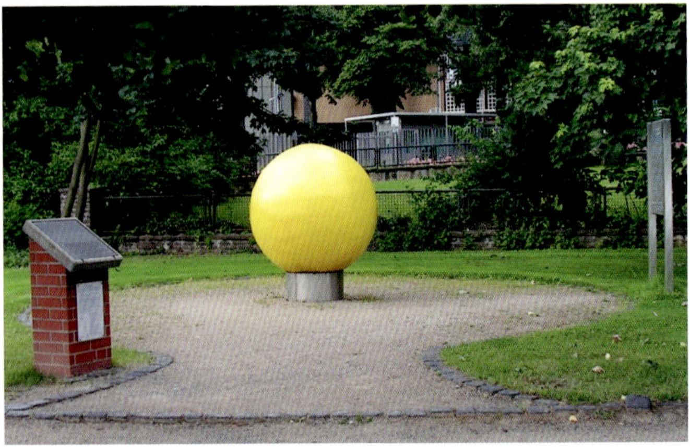

Die Sonne ist der Startpunkt des sechs Kilometer langen Planetenlehrpfads.

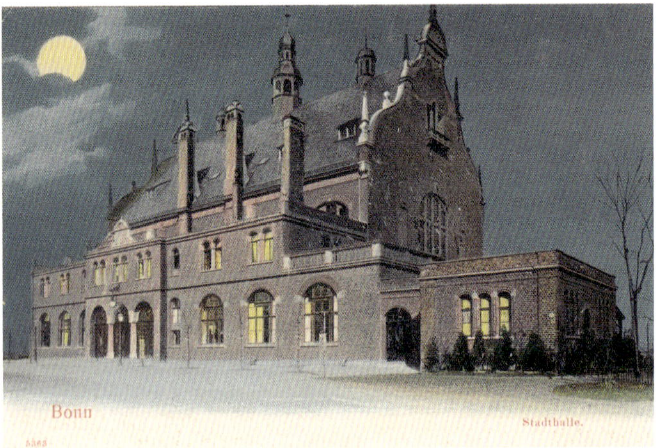

Die ehemalige Stadthalle wurde im Volksmund „Bierkirche" genannt.

Wir kommen wieder in den Park. Vor uns liegt ein gut geführter Kiosk. Wir gehen weiter auf dem oberen Weg am Rhein - unten sind immer sehr viele Radfahrer unterwegs.

Voraus liegt das ehemalige Gelände der „Bierkirche" - oder besser die ehemalige Stadthalle. Dort wurden Feste

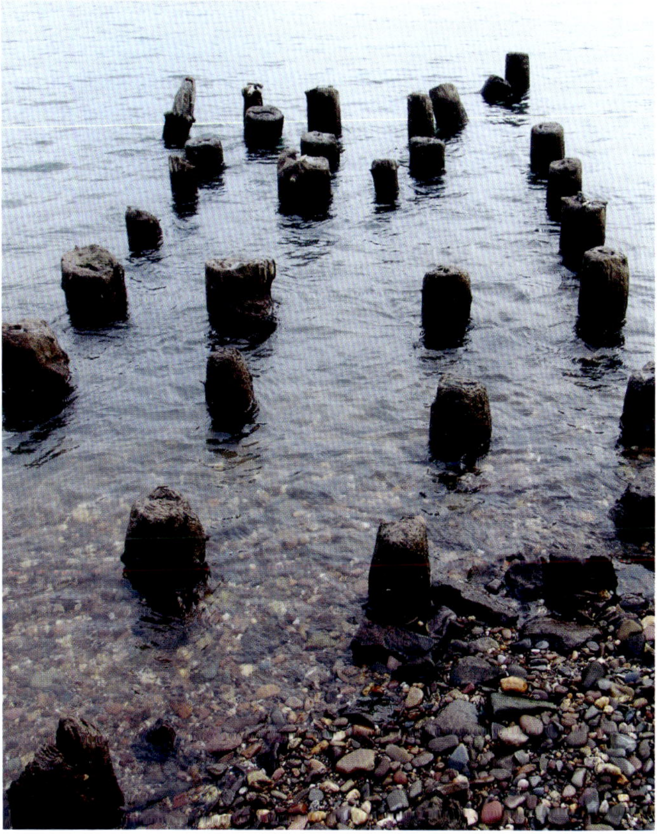

Bei Niedrigwasser zu sehen: Das Fundament der ehemaligen Eisenbahnfähre Trajekt.

und Gelage gefeiert. Nach dem Krieg abgerissen, erinnert nur noch die Balustrade an das herrschaftliche Gebäude.

Heute wird da wieder gefeiert. Es ist das Gelände des im Sommer stattfindenden „Kunstrasens“. Hier kommt von Sting bis Nena alles hin, die Konzerte finden in einem tollen Ambiente statt.

Wir gehen auf dem „Heimkehrerweg“ Richtung Kreuz. Das Kreuz erinnert an die vielen Gefallenen und Gefangenen des 2. Weltkrieges.

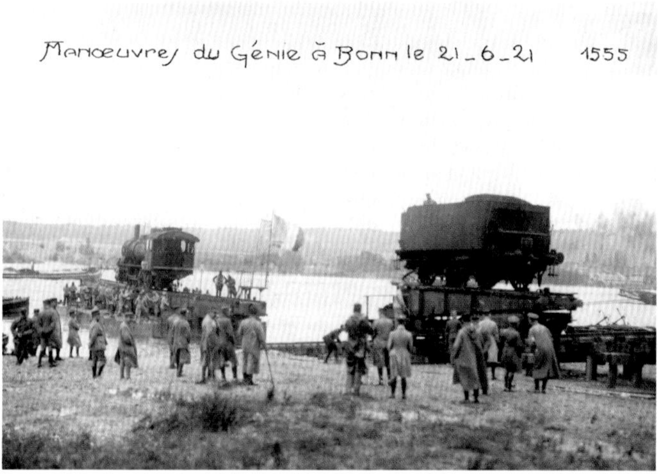

Französische Besatzungspioniere nutzten 1921 das Trajekt für ihre Lokomotiven.

Am Kanuheim vorbei sehen wir von weitem einen Turm. Türme dieser Art - „Bismarck-Türme“ - errichtete man aus Verehrung von Reichskanzler Otto von Bismarck. Der in Bonn stehende ist ein Entwurf des Architekten Wilhelm Kreis und heißt „Götterdämmerung“ - wie auch sonst - und wurde 1901 errichtet!

Auf dieser Höhe gibt es bei Niedrigwasser Interessantes zu sehen. Von 1870 bis 1914 überquerten hier Züge auf einer Fähre den Rhein, Trajekt genannt. Damit war der links- und rechtsrheinische Zugverkehr miteinander verbunden. Die französischen Besatzer benutzen das Trajekt noch für ihre Transporte, danach wurde der Verkehr eingestellt.

Ganz in der Nähe zwischen Trajekt und „Bierkirche” befand sich bis 1938 das Bonner Tierheim. Bilder aus einer damaligen „Infobroschüre” der Stadt Bonn zeigen das Tierheim.

Den Rhein im Rücken gehen wir am Bismarckturm vorbei auf die Wiese mit den großen Eichen darauf. Es ist die ehemalige Hundeauslaufwiese, ein schöner Ort zum Verweilen.

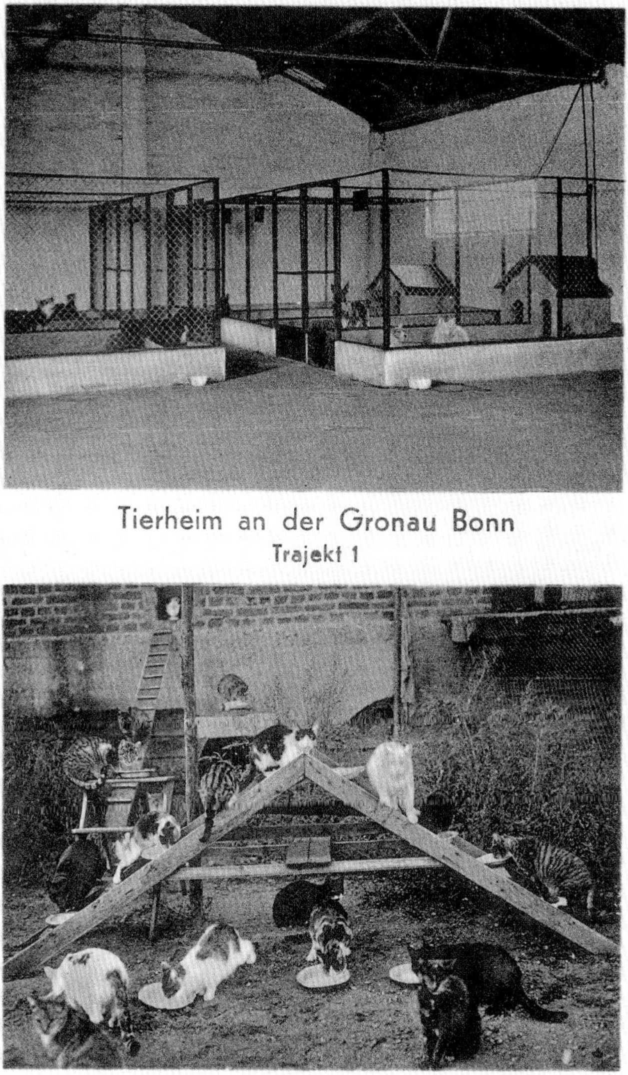

Bis 1938 befand sich das Bonner Tierheim in der Gronau.

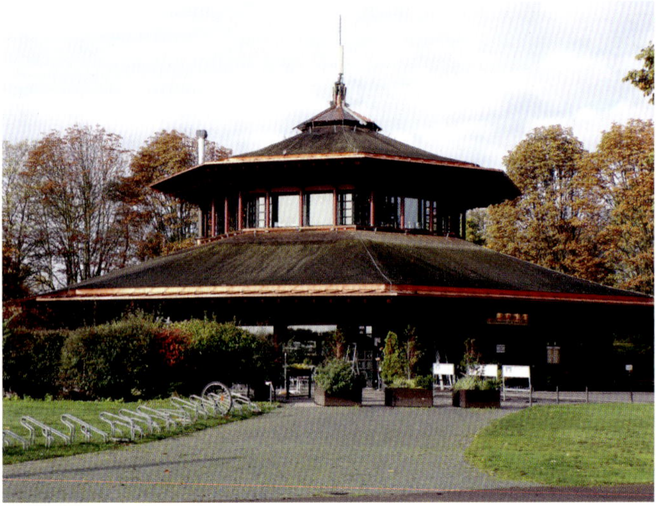

Mit Hunden willkommen - das Parkrestaurant Rheinaue.

Unser Weg führt über die Wiese an den Rheinauensee. Vorsicht - seit einigen Jahren haben sich hier Nutrias angesiedelt und vermehrt. Sie sind so angefüttert worden, dass sie sogar nicht weglaufen, wenn sich Hunde nähern! Am See halten wir uns links und überqueren die erste Holzbrücke, schlagen dann den Weg rechts ein. Dem Weg links nach oben führend bis zur Unterführung der Südbrücke folgen. Unter der Südbrücke geradeaus und den ansteigenden Weg bis zum Parkrestaurant Rheinaue folgen.

Rechts neben dem Parkrestaurant haben wir noch den „Beethoven in der Badewanne", so nannten die Bonner die Plastik, die 1938 im Stil der Nationalsozialisten entstandene Skulptur. Es sollte ein monumentales Denkmal auf dem Venusberg gebaut werden, und der Beethoven hätte dort seinen endgültigen Platz bekommen. Doch das von den Bonnern ungeliebte Kunstwerk verschwand am Ende des Zweiten Weltkrieges auf dem Baufhof der Stadt. Erst in der Planung zur Bundesgartenschau erinnerte man sich und fand einen schönen Platz neben dem Parkrestaurant. Ohne jegliche ideolo-

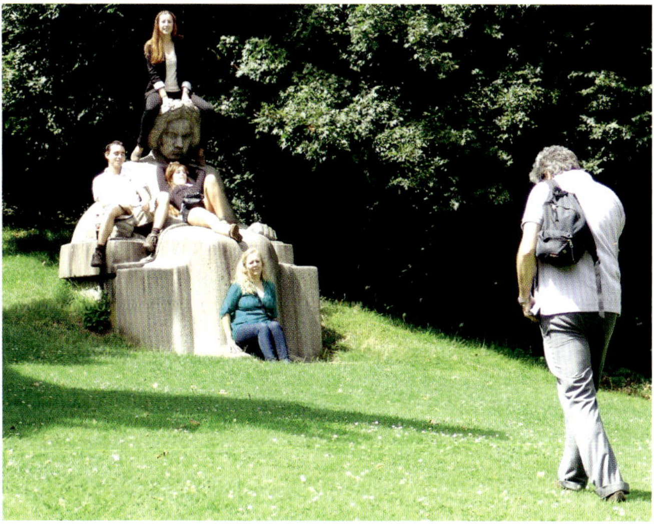

Der „Beethoven in der Badewanne“ ist ein beliebtes Fotomotiv.

gische Attitüde wird heute darauf herrumgeklettert und dient als beliebtes Fotomotiv.

Unser Weg ist zu Ende. Kehren Sie noch im Parkrestaurant cin, es gibt draußen überdachte Sitzplätze. Der Parkplatz befindet sich hinter dem Gebäude.

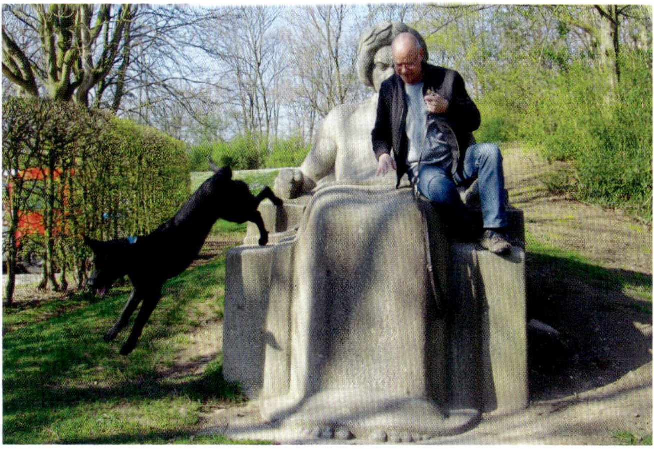

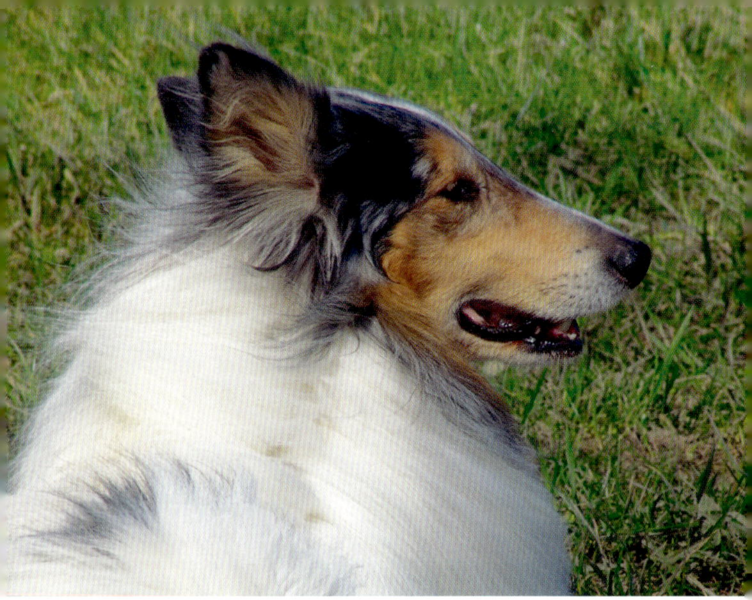

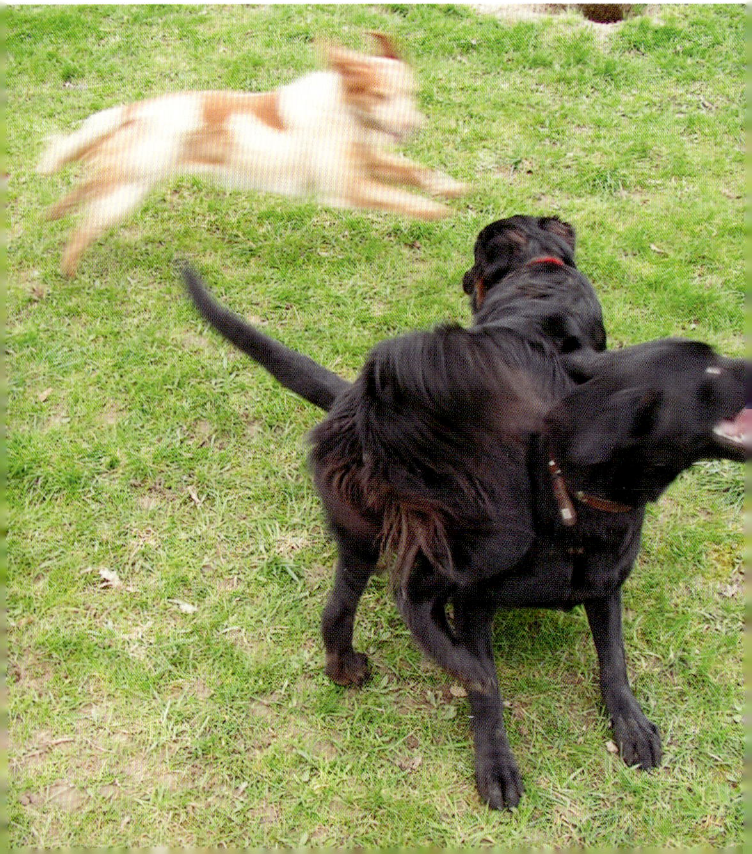

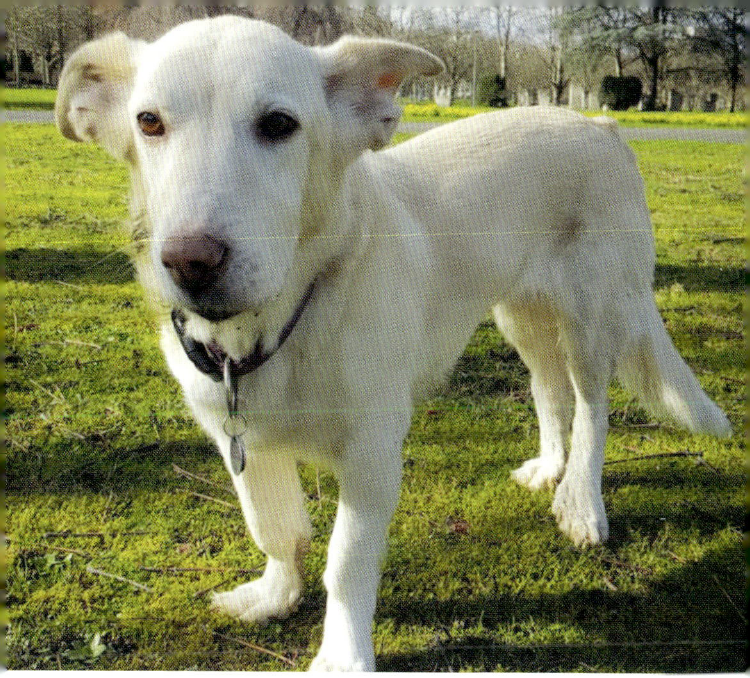

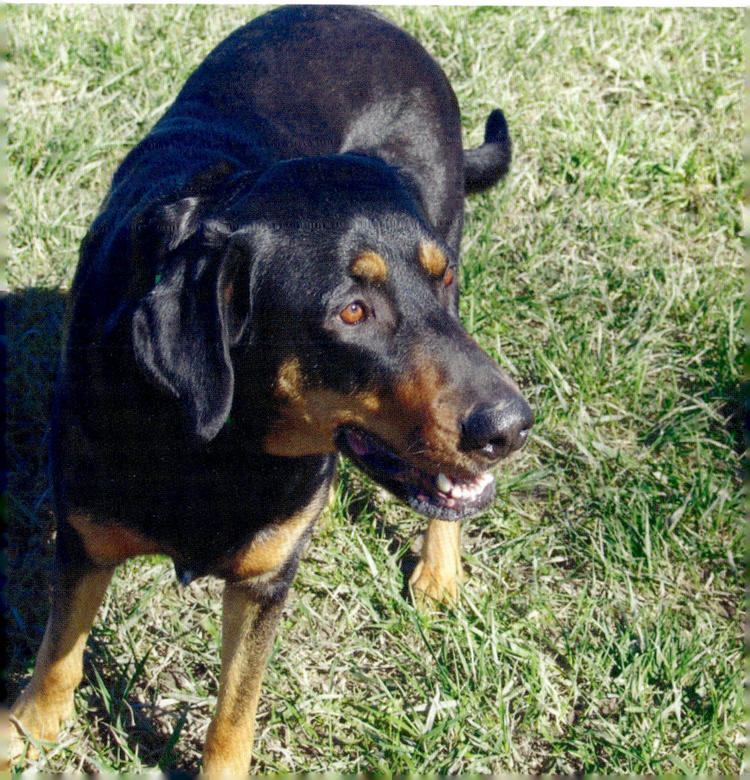

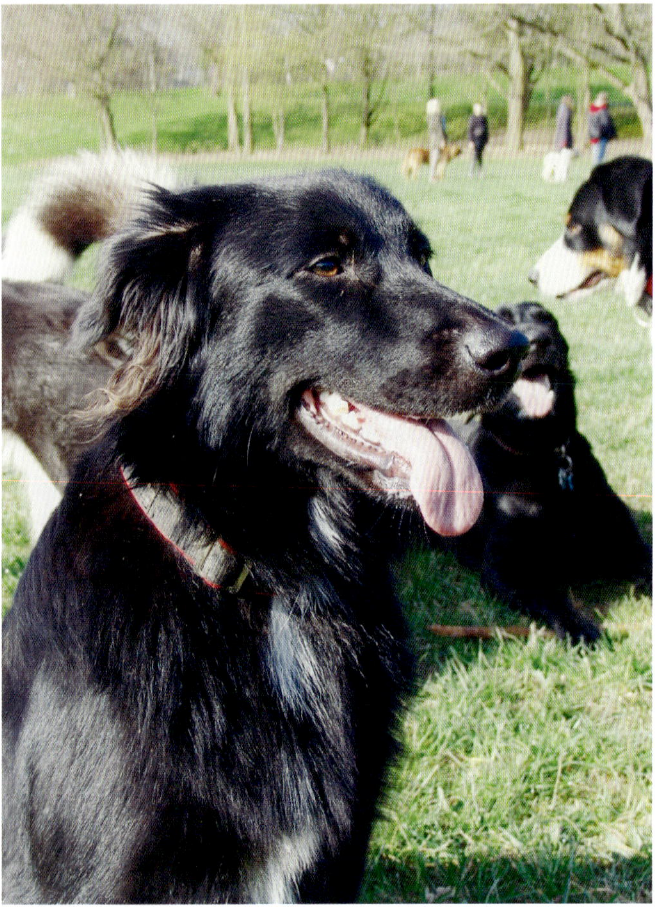

Tour
Rheinaue und Amerikanisches Viertel

ca. 2 Stunden – ca. 4 km

Diesmal starten wir am Hauptparkplatz der Rheinaue und wählen einen Parkplatz in der Nähe des Minigolfplatzes. Am Minigolfplatz vorbei, die Asphaltstraße überquerend, sehen wir im Tal liegend die Hundeauslauffläche. Den

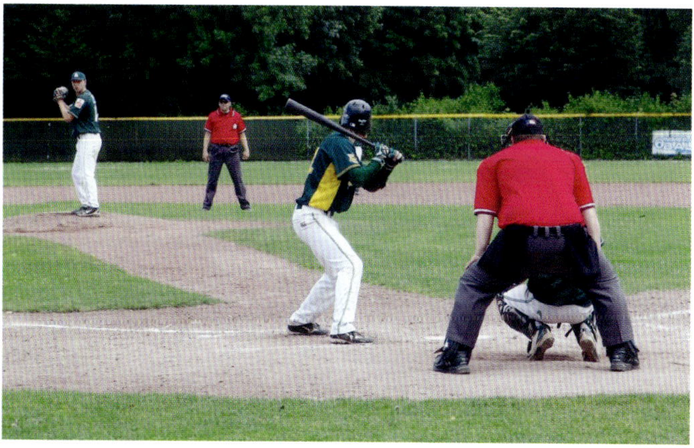

Hochkarätiger Baseballsport in der Rheinaue.

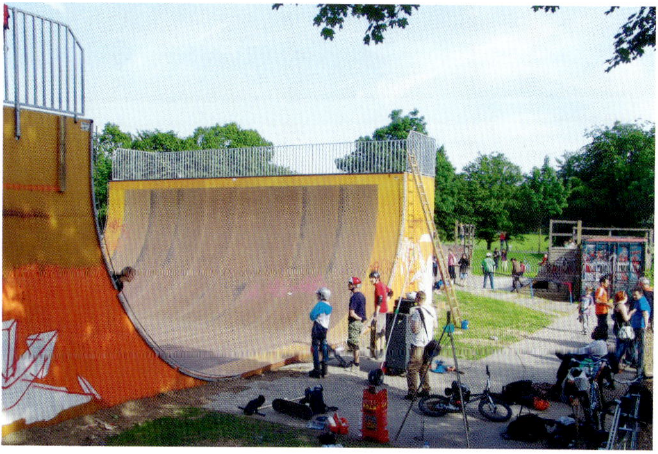

Die Halfpipe der Sub-Culture Bonn.

Hund ein bisschen toben lassen und dann geht es am Schild der Hundefreilauffläche los.

Wir folgen der großen Asphaltstraße, die Hauptverkehrsstraße im Rücken, den Rhein vor uns. Nach einigen Metern erreichen wir das Baseballstadion. Die sehr erfolgreichen Bonn Capitals haben hier ihr Zuhause. Deutscher Meister 2018 und mit vielen Titeln auch in den Jugendmannschaften zählen sie zu den besten Mannschaften in Deutsch-

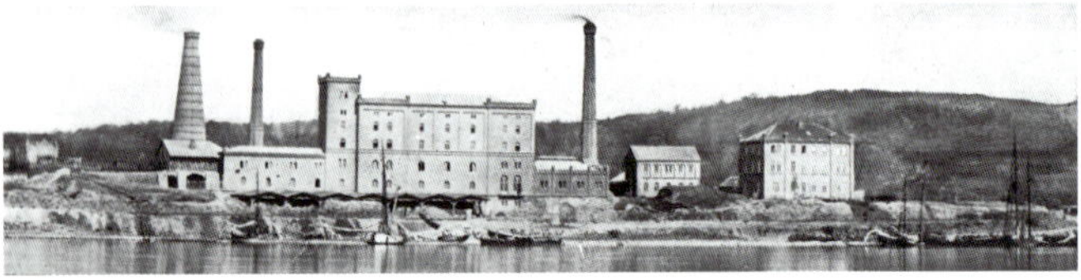

Da wo heute eine Promenade mit Restaurants und Hotel sich befindet, stand früher eine Zementfabrik. Das Lagerhaus und die Villa stehen heute noch.

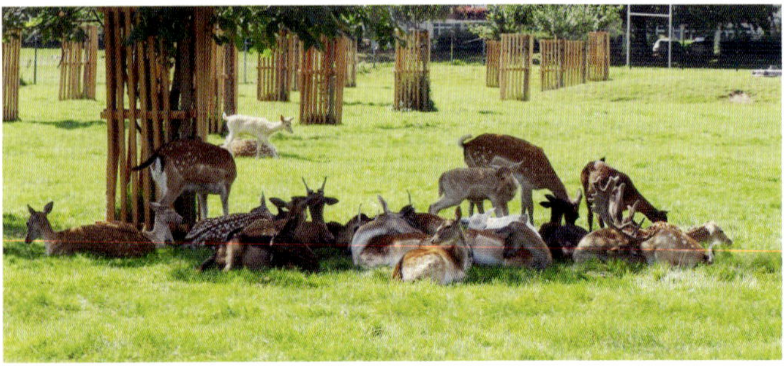

Das Wildgehege der Solarworld AG.

land. 2019 fanden in diesem Stadion die Europameisterschaft statt - Deutschland als Nationalteam ist noch nicht so erfolgreich.

Ein paar Meter weiter erreichen wir die Halfpipe des SubCultre Bonn Vereins. Diesem Verein haben wir in den 90er Jahren überhaupt zu verdanken, dass es hier eine Halfpipe gibt. Mittlerweile schon die zweite Bahn. Die erste Bahn ist dem Zahn der Zeit zum Opfer gefallen. Auch an diesem Ort fanden schon Meisterschaften statt. Auf der Beueler Seite hat der Verein den ehemaligen Verkehrsübungsplatz übernommen und zu einem Skaterpark ausgebaut.

Den Asphaltweg weiter folgend, kommen wir zum ersten Rheinauensee. Den Hund im See baden zu lassen, ist nicht so gut. Die Seen in der Rheinaue stehen im Sommer immer kurz vor dem Umkippen. Der Rhein ist da die bessere Lösung, vor allem, da er auf dieser Höhe Badewasserqualität hat! Auf dieser Seite des Rheins ist das Wasser sehr

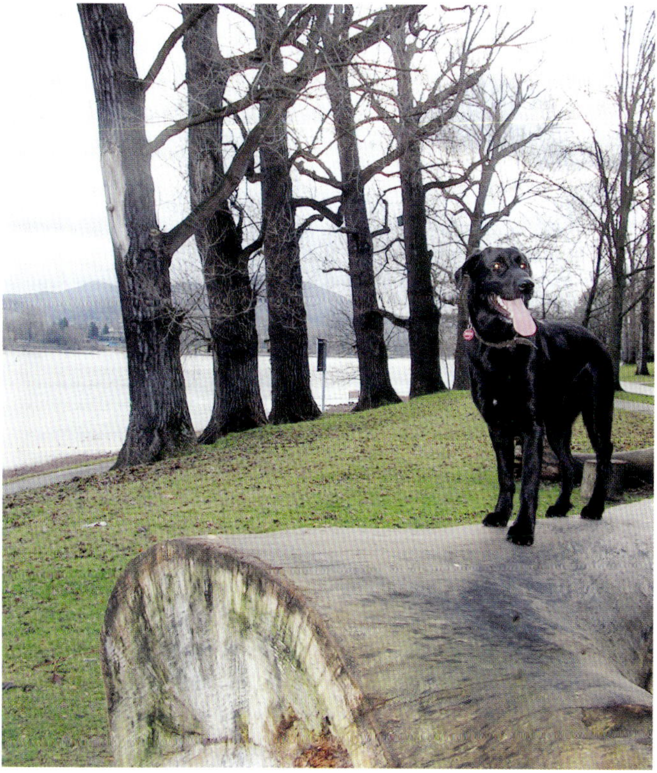

Einer der letzten Bestände von Schwarzpappeln in Deutschland.

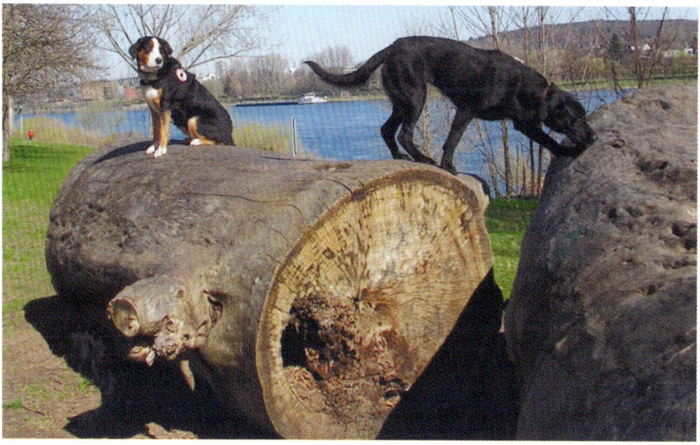

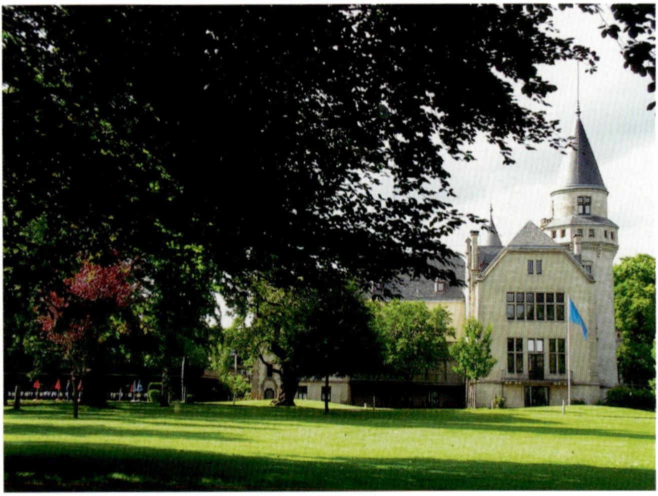

Die Villa Carstanjen Sitz des UNO-Klimasekretariats. Hier noch ein Bild ohne Hochsicherheitszaun.

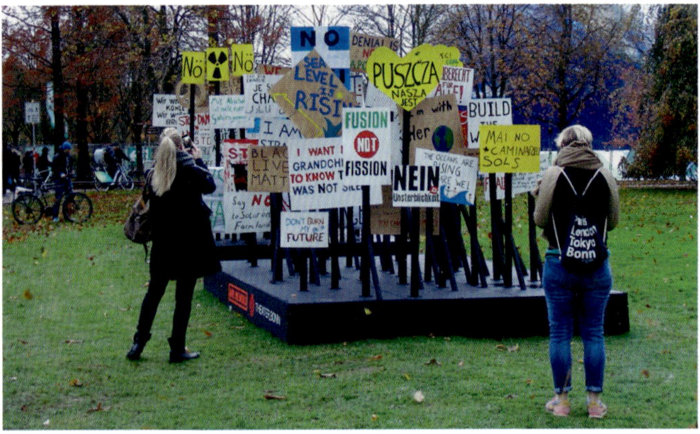

Die Weltklimakonferenz 2017 in Bonn organisierte die UNO.

flach und die Schiffahrt auf der anderen Seite. Hier kann der Hund gut baden!

Meistens gehe ich über die rechts liegende große Wiese, laufe an der Hecke entlang bis zum massiven Zaun des Rehgeheges. Sie können auch auf dem Asphaltweg blei-

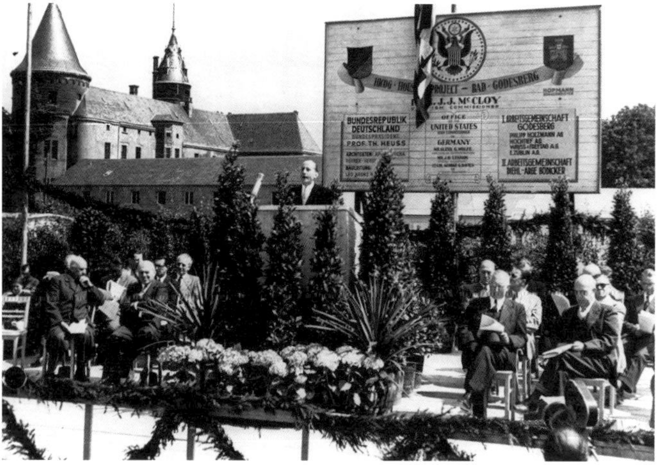

Richtfest der „amerikanischen Siedlung“ 1950.

ben und biegen an der Schutzhütte rechts ab bis zum Zaun des Rehgeheges. Dieses Gelände gehört der in Insolvenz geratenen Solarworld AG.

Das Gehege teilen sich Hängebauchschweine, Hausgänse und asiatisches Rotwild. Im Hintergrund sieht man das Verwaltungsgebäude mit einer sehr interessanten Lichtinstallation, die manchmal abends leuchtet.

Das Wildgehege im Rücken sehen wir auf der anderen Seite des Rheins eine große Felswand, und mit guten Augen ist auch der Skywalk zu erkennen. Das ist die Rabenlay, und den Steinbruch nennt man Stingenberg. Hier wurde der erste Haushund auf Erden gefunden. (siehe Seite 11)

Unser Spaziergang geht rechts weiter bis zu den am Boden liegenden dicken Holzstämmen. Eine Besonderheit, dahinter stehen Schwarzpappeln, an die 100 Jahre alt, eines der letzten Schwarzpappelvorkommen in Deutschland. Es wurden Setzlinge gezogen und die Gattung der Schwarzpappeln vor dem Aussterben gerettet.

Wir erreichen Plittersdorf, einen Stadtteil von Bad Godesberg. Bad Godesberg war immer bekannt für seine noblen Bewohner. Hier gab es zu Regierungszeiten die meisten

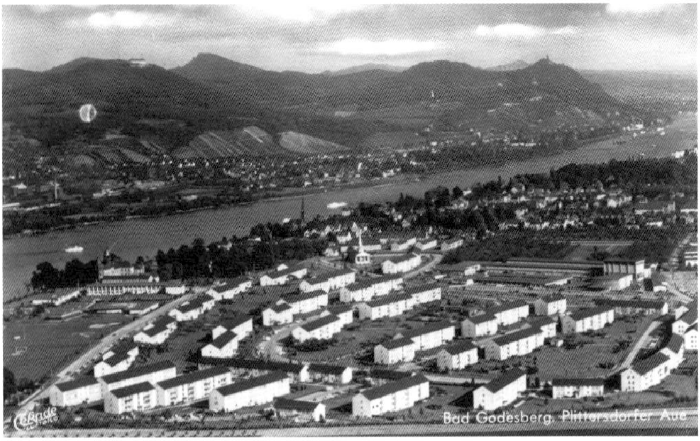

Eine Postkarte aus den 1960er-Jahren mit Amerikanischer Siedlung und dem Siebengebirge im Hintergrund.

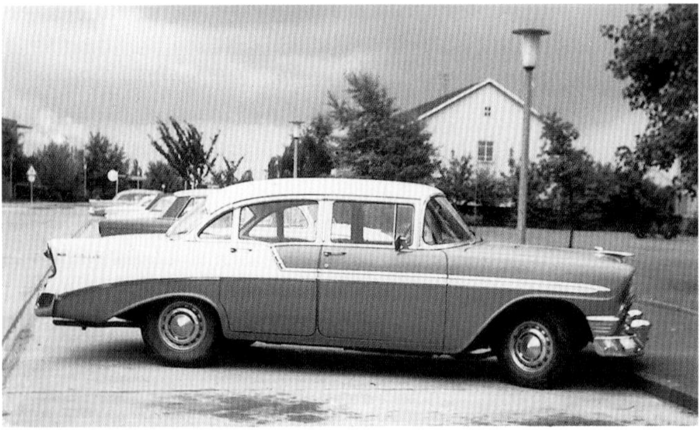

Einige Jungs fuhren nur in die „Ami-Siedlung“ um „Ami-Schlitten“ zu sehen.

Botschaften, die überwiegend in schönen alten Villen untergebracht waren. Wir treffen direkt auf die Villa Carstanjen, 1907 schlossartig ausgebaut mit exotischem Park. Das Haus war lange im Besitz der Familie von Carstanjen, wurde von ihr dann 1941 an den Reichsfiskus zur Einrichtung einer Heeres-Lehrer-Akademie umgewandelt. Unbeschadet hat das Gebäude den Krieg überstanden und diente den Alliierten und der neueingerichteten Landesregierung Nordrhein-Westfalens als Amt zur Um-

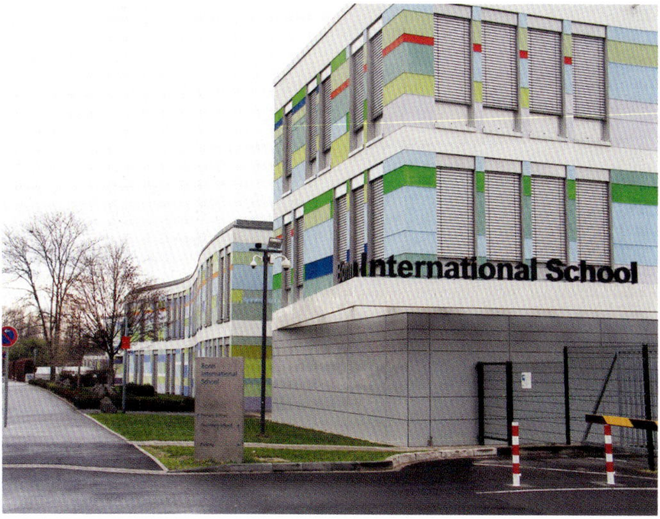

Die Internationale Schule in Bonn.

setzung des Marshall- Plans. Verschiedene Ministerien, wie das Finanz- und das Bauministerium, waren Eigner. Die UN kam 1996 nach Bonn und richtete in dem Gebäude verschiedene Sekretariate ein, das bekannteste ist das Klimasekreteriat.

Das hier gezeigte Foto ist noch ohne Sicherheitszaun. Der kam nach den Anschlägen auf das World Trade Center in New York.

Wir setzen unseren Spaziergang am Haupeingang des kleinen Parks fort (Schranke mit Wachhäuschen) und halten uns rechts. Hier treffen wir auf die Ami-Siedlung oder offizieller HICOG-Siedlung (High Commissioner of Germany). 1950 entschieden die Amerikaner, die Hochkommission von Frankfurt nach Bonn zu verlegen. Den Amerikanern war es wichtig, dass die Siedlung vollkommen autark war. Es gab ein Heizkraftwerk, Tankstellen, selbstverständlich die Elementary und High School, Schwimmbad und in der Bonner Hauptstadtzeit den American Embassy Club. Links vom Haupteingang des Parks sieht man die Stimson Memorial Chapel, eine

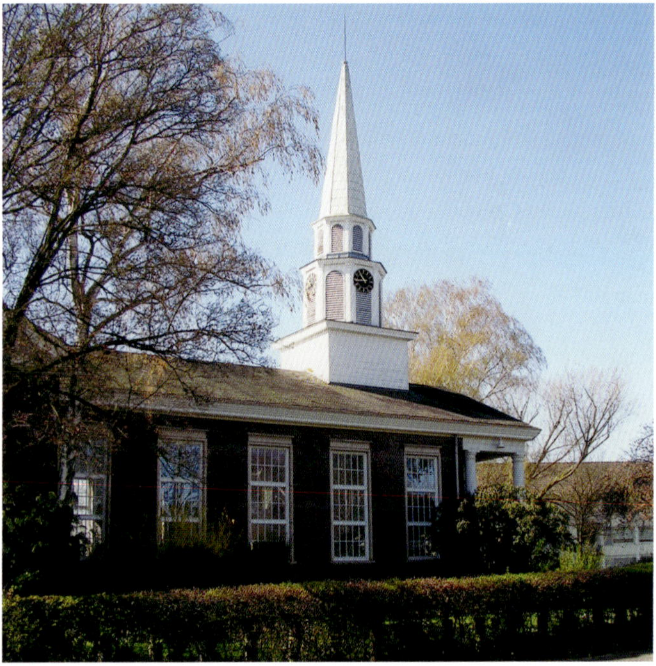

Das Gotteshaus in der amerikanischen Siedlung wurde erbaut „zur Nutzung aller Religionen“.

im amerikanischen Kolonialstil erbaute Kirche. Dadurch, dass in diesem Viertel auch nur in Dollar bezahlt wurde, bestand der Name „Klein-Amerika“ zu recht. Viele hochrangige Politiker aller Nationen gingen hier ein und aus.

Mit dem Umzug der Regierung ging der amerikanische Botschafter und die amerikanische Siedlung wurde aufgegeben. Inzwischen unter Denkmalschutz ging die gesamte Siedlung zwischen 1998 bis 2001 in den Besitz der Vereinigten Bonner Wohnungsbau AG über.

Die amerikanischen Schulen bestanden noch eine Weile, heute befinden sich in dem Gebäude Wohnungen. Die Bonn International School wurde gegründet. Der schöne Neubau, mittlerweile schon erweitert, liegt auf unserem Weg zurück in die Rheinaue. Großzügig angelegt mit

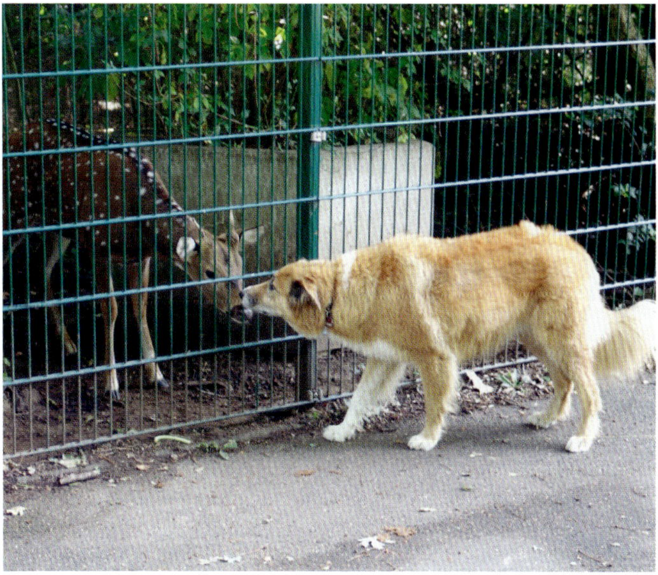

„. . . und morgen freß ich Dich!“

Sportplatz und sehr großem Pausengelände übertrifft es die alte Schule bei weitem.

Wir folgen der Straße, kommen an einem Rugbyplatz und dem Haupteingang von Solarworld vorbei wieder zum Baseballstadion. Erst nach Abzug der Amerikaner ist das Baseballstadion entstanden. Die Amerikaner spielten auf dem Gelände natürlich American Football und wenn die Rheinauenseen zugefroren waren, Eishockey - sie hatten sogar einen Eismeister.

Links am Stadion vorbei treffen wir wieder auf die Hundeauslaufwiese - lassen Sie Ihren Hund noch etwas toben. Der Parkplatz ist etwas oberhalb, den Zaun des Minigolfplatzes sehen Sie schon.

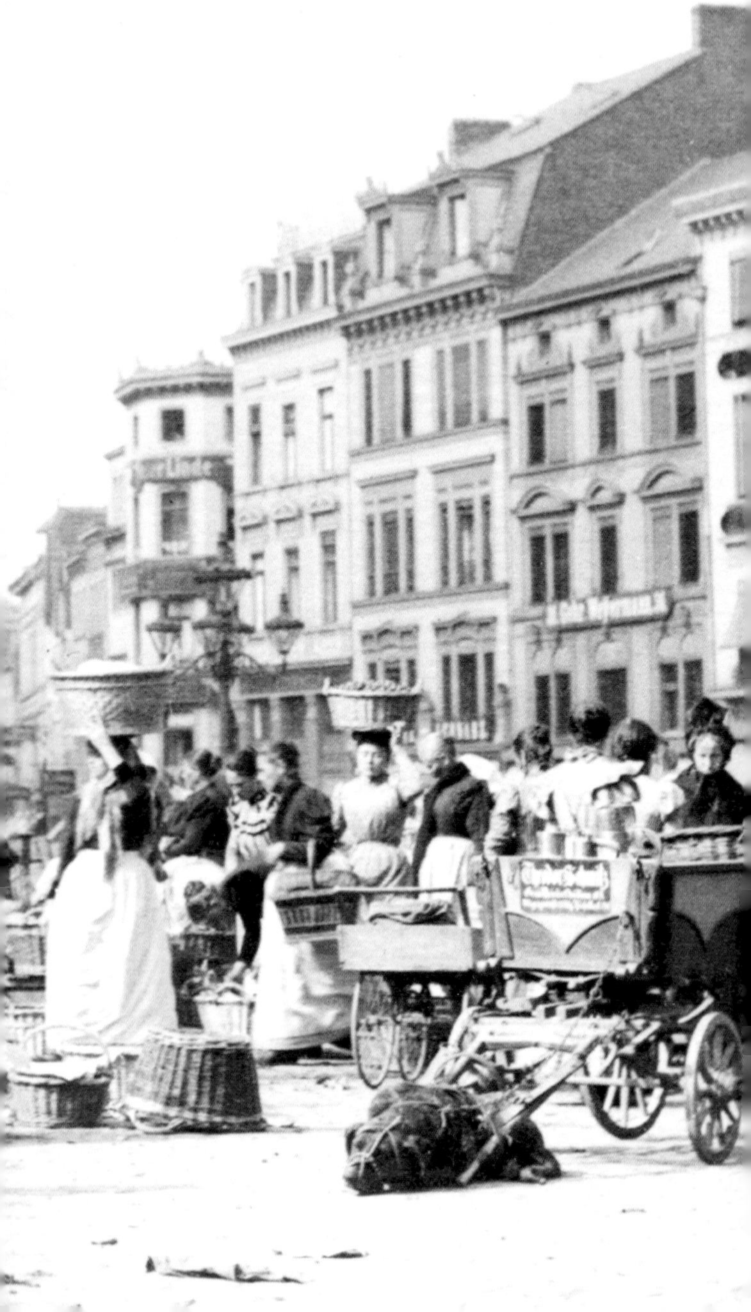

Der Zughund in Bonn

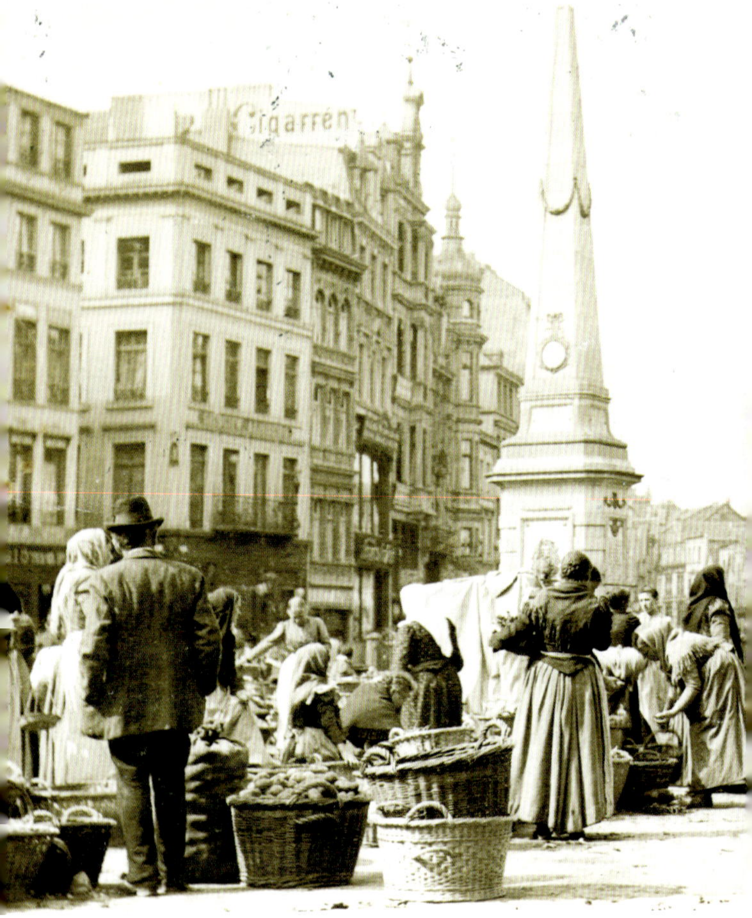

Der Bonner Markt um 1914.

Der Zughund in Bonn

Ein Kalender, herausgebracht vom Stadtarchiv Bonn, erregte mit einem Bild des Bonner Markts um 1900 meine Aufmerksamkeit. Lag da doch ein Hund, in Geschirr eingespannt, vor einem Transportkarren.

Bei meiner Recherche wurde schnell klar, dass das nichts Außergewöhnliches war. Das Pferd des kleinen Mannes

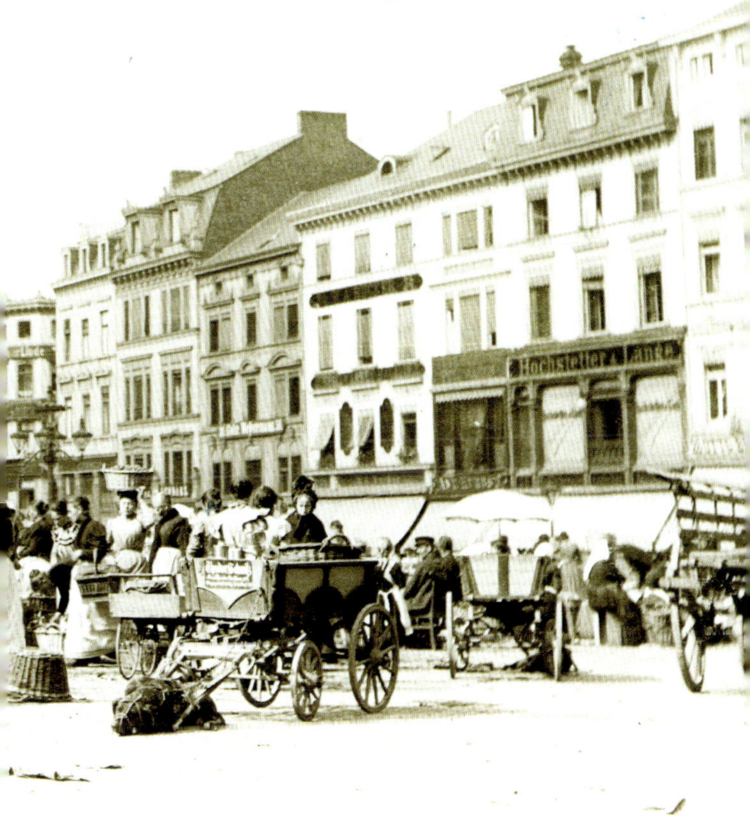

war der Hund – und der wurde auch vor einen Karren gespannt. Schnell wurden mir andere Geschichten zugetragen, wie diese aus dem Bonner Umland:

Der Heimatverein Roisdorf e.V. erzählt auf seiner Web-Seite Geschichten vom Alltag seines Ortes. Die Region um Roisdorf ist bekannt für ihren weißen Sand, der nicht nur zu Bauzwecken genutzt wurde, sondern auch als Scheuersand zum Putzen. Um den Sand von Roisdorf nach Bonn zu transportieren, wurden Zughunde eingesetzt.

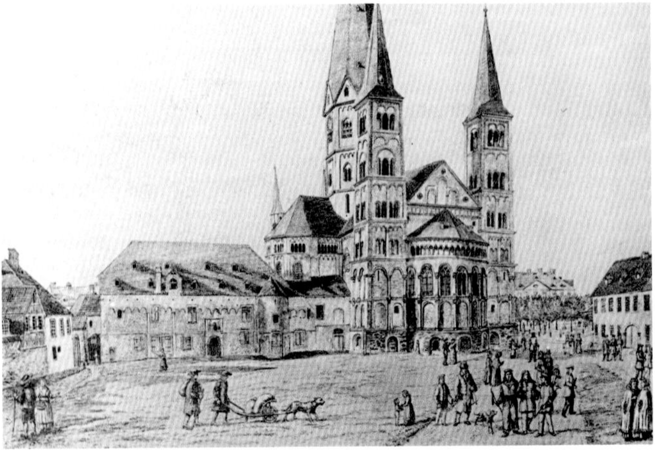

Eine Alltagsszene vom Münsterplatz im Jahre 1819. Lithografie von B. Hundeshagen.

Eine Geschichte aus dem Jahre 1910 ist von der „Sandgräberei und Sandkrämerei“:

„. . . . Wenn sie morgens von hier abfuhren waren sie meistens gleich nach Mittag wieder so früh hier, dass sie denselben Nachmittag wieder laden konnten für den anderen Tag, und so ging das meistens, wenn nichts Außergewöhnliches vorfiel, einen Tag nach dem anderen. In Bonn hatten sie ihr Stammlokal, ein Wirtshaus, wo sie regelmäßig einkehrten, namentlich wenn sie ausverkauft hatten, dann wurde dort gefrühstückt und dann ging es wieder nach Hause. Manchmal wurde doch der eine oder andere leichsinnig, blieb in der Wirtschaft länger sitzen wie er sollte, hatte dann auch meistens etwas über den Durst getrunken, und der arme Hund musste sie halb nach Hause ziehen. Dieses aber ist einmal einem Übel bekommen, der hatte sich verspätet bis zum Abend, geriet in der Gemarkung Alfter einige hundert Meter vom Verkehrsweg ab, konnte nicht mehr weiter, und man fand ihn des anderen Morgen erfroren tot auf dem Felde liegen, und das noch im Monat März. Stiese-Michael hieß der Mann. . . . .“ - www.heimatfreunde-roisdorf.com

Das Schicksal des Hundes ist nicht überliefert.

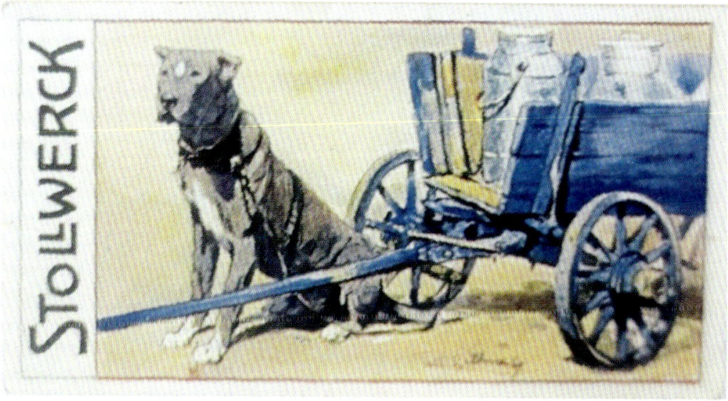

Sammelkarte der Schokoladenfirma Stollwerck, um 1910.

Es war damals gang und gäbe, Hunde für leichtere Transporte einzusetzen. Bilder aus dem 19. Jahrhundert zeigen Hundekarren vor dem Bonner Münster. Schon die alten Griechen haben Hunde vor den Karren gespannt. Vasenfunde mit darauf abgebildeten Hundegespannen, haben dies belegt.

Eine große Nutzung fanden die Hundekarren in Belgien und in den Niederlanden. Die Hunde zogen Milchkarren, um die Milch von Haus zu Haus zu verteilen oder zur Sammelstelle zu bringen. Postkarten zeugen davon.

In Deutschland griff schon früh der Tierschutz, wie eine Sammelkarte von der Schokoladenmarke Stollwerck um 1910 belegt:

Der Zughund am Milchwagen

Früher benutze man Hunde zum Ziehen kleiner Wagen viel häufiger als jetzt. Ja, in einigen Ländern ist diese Verwendung verboten worden, weil berechtige Klagen über schlechte Behandlung und Überbürdung der Zughunde allgemeinen Unwillen erregt hatten. Durch die Tätigkeit der Tierschutzvereine wird heute dafür gesorgt, dass solche Tiere nicht übermäßig belastet werden, in zweckmäßiger Weise angeschirrt sind, zur rechten Zeit ihren Durst löschen können und bei Regenwetter eine trockene Decke erhalten, auf der sie während des Aufenthaltes sich ausstrecken können. Man verwendet zu diesen Zwe-

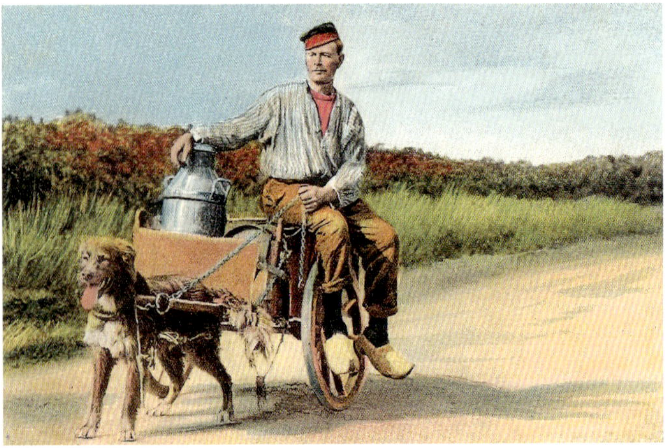

In den Niederlanden und Belgien waren Karrenhunde sehr beliebt zum Milchtransport. Hier eine Postkarte aus den 1920er Jahren.

cken größere Hunde der verschiedensten Rassen, meistens Fleischerhunde oder Doggen. Sie dienen vielfach zur Beförderung von Milch, Backwaren und Grünkram.

So die Beschreibung auf der Rückseite der Sammelkarte.

Der Fleischerhund als Rasse war eine Art Vorläufer des Rottweilers, ein wehrhafter Begleiter der Metzger und Viehhändler und wegen seiner ruhigen Art wohl auch gut geeignet als Karrenhund.

Wie viele Karren- oder Zughunde es in Bonn gab, konnte nicht ermittelt werden. Königswinter zählte im Jahr 1900 15 Ziehhunde, die mindestens zwei Jahre alt waren und 25 kg schwer sein mussten. Doch einige Anzeigen aus dem Jahr 1917 in der lokalen Presse zeugen von einem regen Handel. Der Zug- oder Karrenhund musste einem Tierarzt vorgeführt werden, wenn nicht, gab es immerhin 30 Mark Strafe.

Eine solche „Betriebserlaubnis" für einen Hund wurde in Friesdorf gefunden. Die vom Kreistierarzt Grebe 1909 ausgestellte Bescheinigung lautet wie folgt:

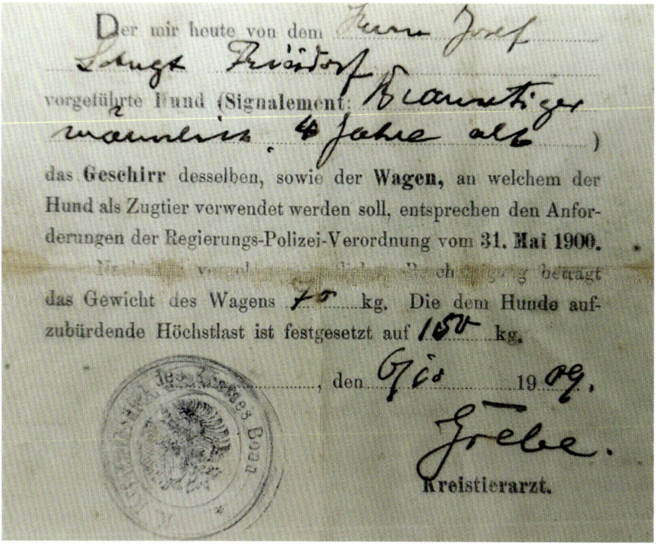

Der mir heute von dem Herrn Josef Schugt Friesdorf
vorgeführte Hund (Signalement: Brauntiger männlich, 4 Jahre alt)
das **Geschirr** desselben, sowie der **Wagen,** an welchem der Hund als Zugtier verwendet werden soll, entsprechen den Anforderungen der Regierungs-Polizei-Verordnung vom **31. Mai 1900.**
... beträgt das Gewicht des Wagens 70 kg. Die dem Hunde aufzubürdende Höchstlast ist festgesetzt auf 150 kg.
..., den 9/... 1909.
Grebe.
Kreistierarzt.

Vom Kreistierarzt ausgestellte Zughundzulassung, 1909.

„Der mir heute von Herrn Schugt, Friesdorf, vorgeführte Hund (Signalement: Brauntiger, männlich, 4 Jahre alt) das Geschirr desselben sowie der Wagen, an welchem der Hund als Zugtier verwendet werden soll, entsprechen den Anforderungen der Regierungs-Polizei-Verordnung vom 31. Mai 1900. (Der weitere Text ist durch Knickstellen unleserlich)Das Gewicht des Wagens beträgt 70 kg Die dem Hund aufzubürdende Höchstlast ist festgesetzt auf 150 kg."

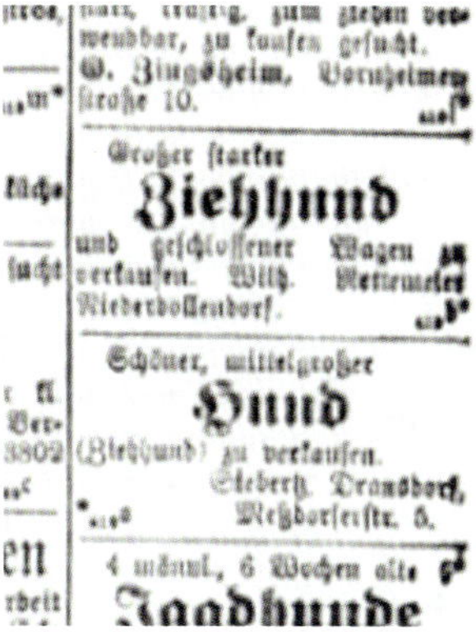

... zum Ziehen verwendbar, zu kaufen gesucht. W. Jungsheim, Vorgebirgsstraße 10.

Großer starker **Ziehhund** und geschlossener Wagen zu verkaufen. Wilh. ... Niederbollendorf.

Schöner, mittelgroßer **Hund** (Ziehhund) zu verkaufen. Sieberth, Dransdorf, Meßdorferstr. 5.

4 männl., 6 Wochen alte **Jagdhunde**

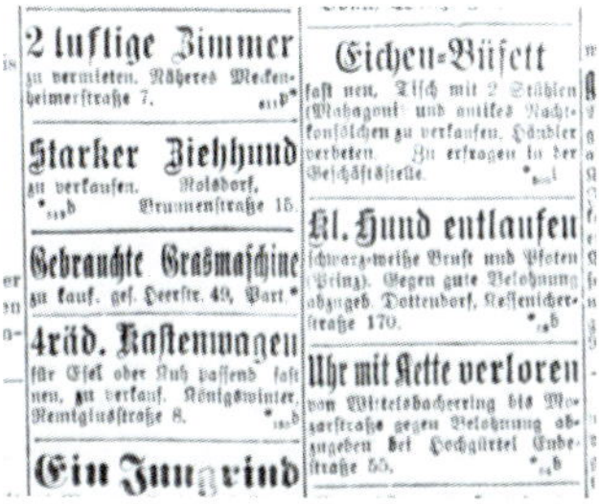

2 luftige Zimmer zu vermieten. Näheres Meckenheimerstraße 7.

Starker Ziehhund zu verkaufen. Roisdorf, Brunnenstraße 15.

Gebrauchte Grasmaschine zu kauf. ges. Heerstr. 49, Part.

4räd. Kastenwagen für Esel oder Kuh passend fast neu, zu verkauf. Königswinter, Remigiusstraße 8.

Ein Jungrind

Eichen-Büfett fast neu, Tisch mit 2 Stühlen (Mahagoni) und antikes Nachtkonsölchen zu verkaufen. Händler verbeten. Zu erfragen in der Geschäftsstelle.

Kl. Hund entlaufen schwarz-weiße Brust und Pfoten (Prinz). Gegen gute Belohnung abzugeb. Dottendorf, Kessenicherstraße 170.

Uhr mit Kette verloren von Wittelsbacherring bis Moselstraße gegen Belohnung abzugeben bei Hochgürtel, Endestraße 55.

Zwei Annoncen aus Bonner Volkszeitungen, 1914 und 1917.

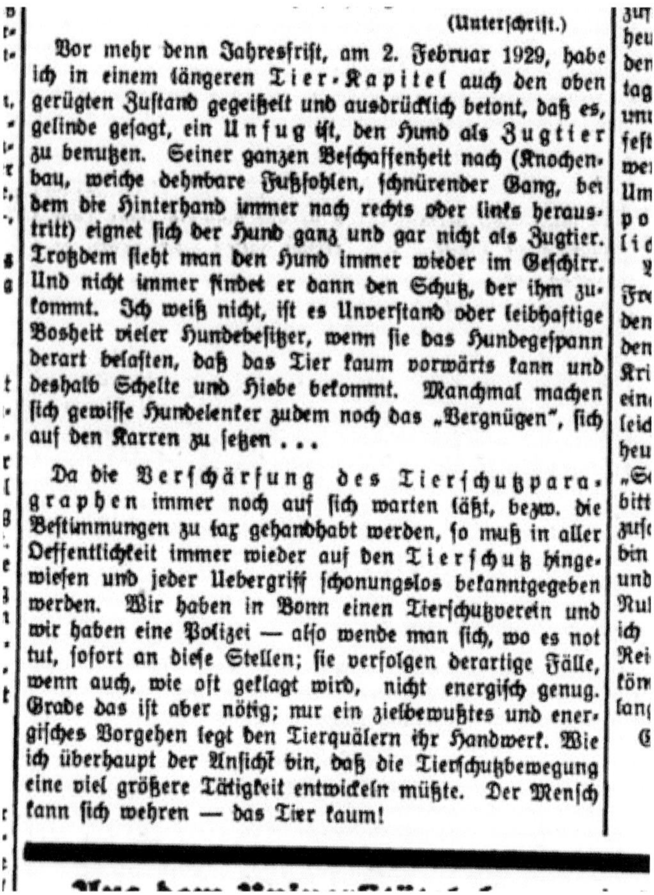

(Unterschrift.)

Vor mehr denn Jahresfrist, am 2. Februar 1929, habe ich in einem längeren Tier-Kapitel auch den oben gerügten Zustand gegeißelt und ausdrücklich betont, daß es, gelinde gesagt, ein Unfug ist, den Hund als Zugtier zu benutzen. Seiner ganzen Beschaffenheit nach (Knochenbau, weiche dehnbare Fußsohlen, schnürender Gang, bei dem die Hinterhand immer nach rechts oder links heraustritt) eignet sich der Hund ganz und gar nicht als Zugtier. Trotzdem sieht man den Hund immer wieder im Geschirr. Und nicht immer findet er dann den Schutz, der ihm zukommt. Ich weiß nicht, ist es Unverstand oder leibhaftige Bosheit vieler Hundebesitzer, wenn sie das Hundegespann derart belasten, daß das Tier kaum vorwärts kann und deshalb Schelte und Hiebe bekommt. Manchmal machen sich gewisse Hundelenker zudem noch das „Vergnügen", sich auf den Karren zu setzen ...

Da die Verschärfung des Tierschutzparagraphen immer noch auf sich warten läßt, bezw. die Bestimmungen zu lax gehandhabt werden, so muß in aller Oeffentlichkeit immer wieder auf den Tierschutz hingewiesen und jeder Uebergriff schonungslos bekanntgegeben werden. Wir haben in Bonn einen Tierschutzverein und wir haben eine Polizei — also wende man sich, wo es not tut, sofort an diese Stellen; sie verfolgen derartige Fälle, wenn auch, wie oft geklagt wird, nicht energisch genug. Grade das ist aber nötig; nur ein zielbewußtes und energisches Vorgehen legt den Tierquälern ihr Handwerk. Wie ich überhaupt der Ansicht bin, daß die Tierschutzbewegung eine viel größere Tätigkeit entwickeln müßte. Der Mensch kann sich wehren — das Tier kaum!

Ein Apell an den Tierschutz von 1930.

Der Hund vor einem Karren war wohl im Alltag bis zum Ende des Zweiten Weltkrieges oft zu finden. Einige Annoncen in Bonner Tageszeitungen belegen einen regen Handel mit ihnen. Doch in dieser Zeit empörten sich Menschen und appellierten an den Tierschutz, wie ein Leserbrief im Bonner General-Anzeiger vom August 1930 belegt. Zusammengefasst empört sich der Schreiber über die nicht stattfinden Kontrollen von Karrenhunden. Zu große Lasten bei zu kleinen Zughunden seien der Alltag,

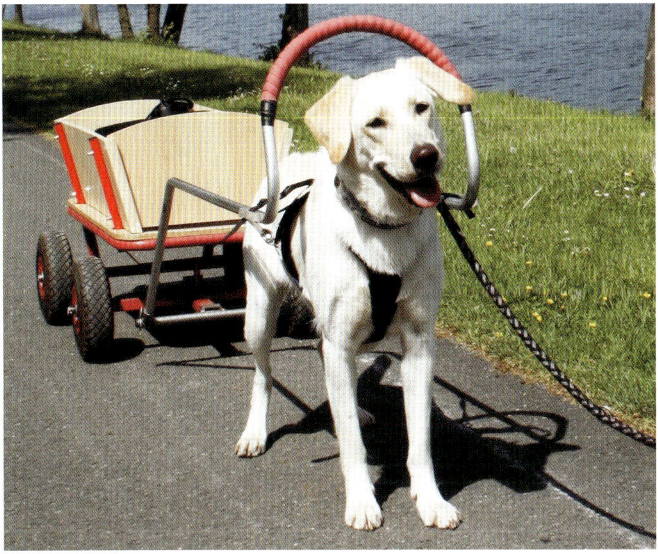

Hündin Emma eingespannt mit einem Zugbügel vor dem Bollerwagen. Die Hündin gehört zu Gabi Dietze von der Zughundeschule Teach ′N′ Pull.

und er mahnt, die Bestimmungen für den Gebrauch von Zughunden einzuhalten. Ebenso sei der Hund durch seinen Knochenbau schon nicht als Zugtier geeignet. Abschließend mahnt er: „Der Mensch kann sich wehren - das Tier kaum!“

Nach dem Zweiten Weltkrieg wurden in den Aufbaujahren das eine oder andere Zughundegespann eingesetzt. Doch spätestens in den 1960er Jahren sind diese aus dem Stadtbild verschwunden.

Heute ist das Wagenziehen ein seit dem Jahr 2018 anerkannter Sport geworden. Schweizer Sennenhunde eignen sich wohl sehr gut dafür, doch auch andere Hunde können es erlernen.

Unter diesen Web-Seiten können Sie sich informieren:

www.interessengemeinschaft-wagenziehen.de
www.wagenziehen-mit-hunden.de
www.zughundeschule.de

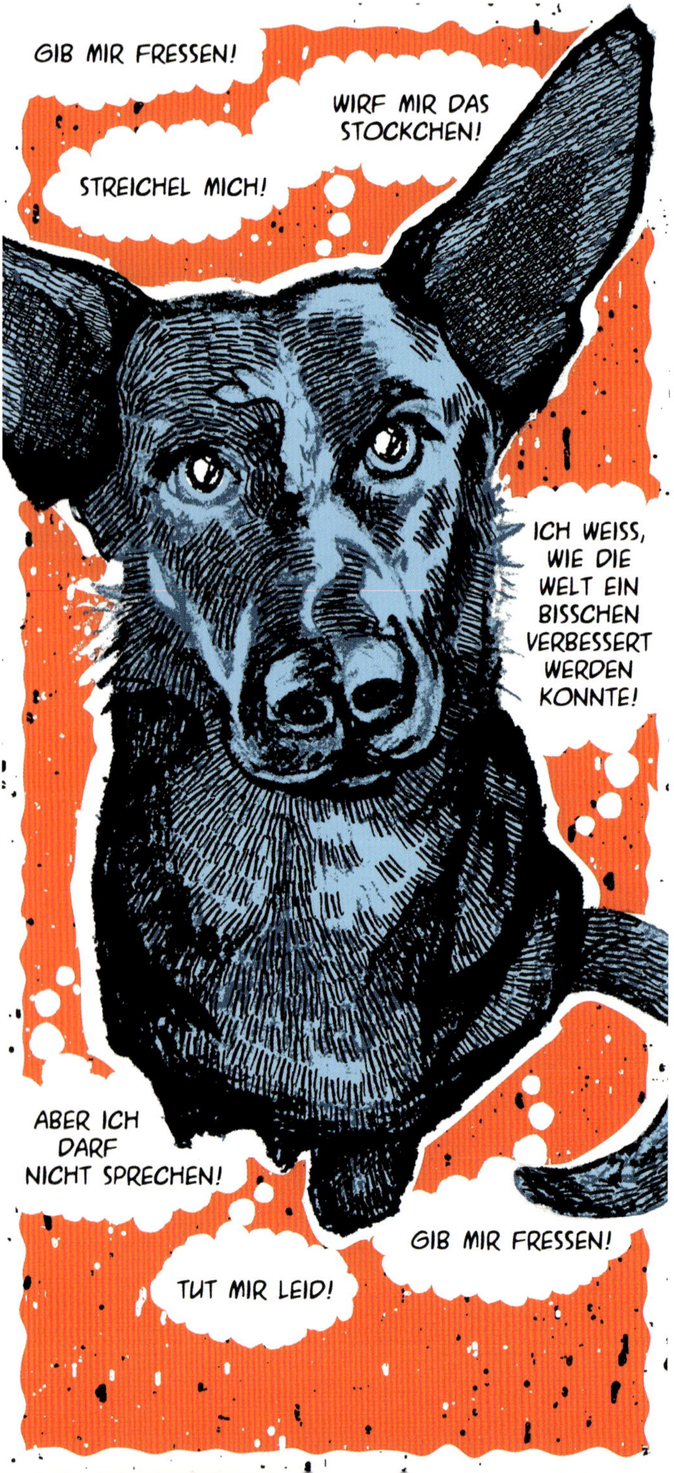
GIB MIR FRESSEN!
WIRF MIR DAS STOCKCHEN!
STREICHEL MICH!
ICH WEISS, WIE DIE WELT EIN BISSCHEN VERBESSERT WERDEN KONNTE!
ABER ICH DARF NICHT SPRECHEN!
GIB MIR FRESSEN!
TUT MIR LEID!

Gib mir Fressen!
Streichel mich!

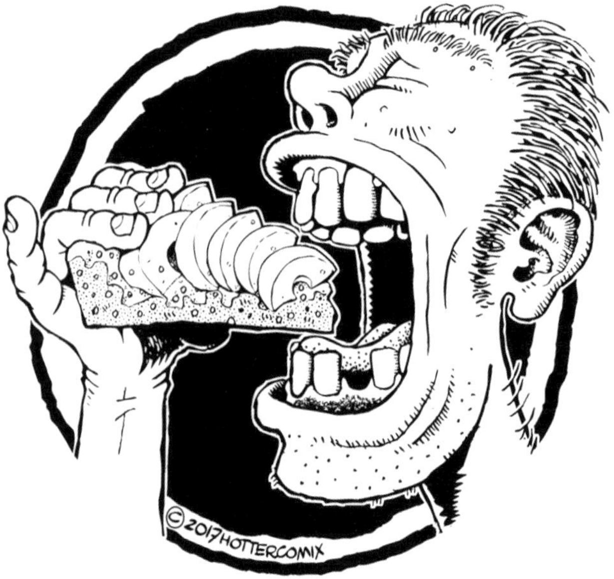

Der kamerascheue Illustrator im Selbstporträt.

„Gib mir Fressen! – Streichel mich!"

Welcher Hundebesitzer und -freund kennt das nicht: Den schmachtenden Blick eines Hundes, fast hypnotisierend, auf jeden Fall erweichend. Schon oft habe ich versucht, diesen Blick mit dem Fotoapparat einzufangen, doch richtig gut gelungen ist mir das bis jetzt noch nicht.

In der Ausstellung „Starke Männer und andere Hunde" der Galerie Fabrik 45 sah ich dann die perfekte Umsetzung. Der Illustrator Karsten Hotter hat den Hund Fredda seiner ehemaligen Freundin als schmachtendes Hundemodell gemalt. Als Grafiker und Illustrator kannte ich Karsten Hotter noch nicht, vielmehr war es so, dass mir seine Plakate für die AC/DC-Coverband Dirty

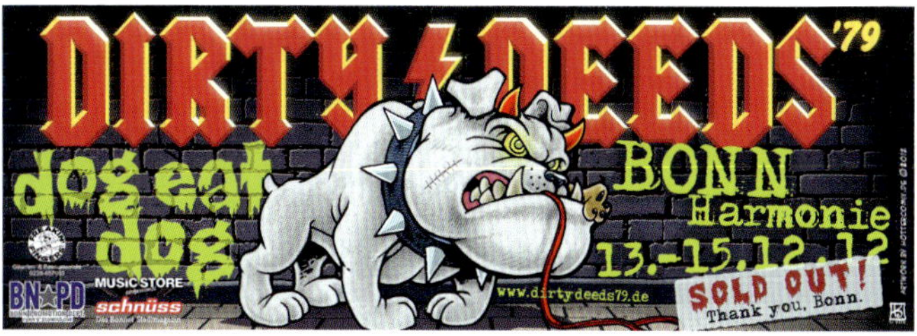

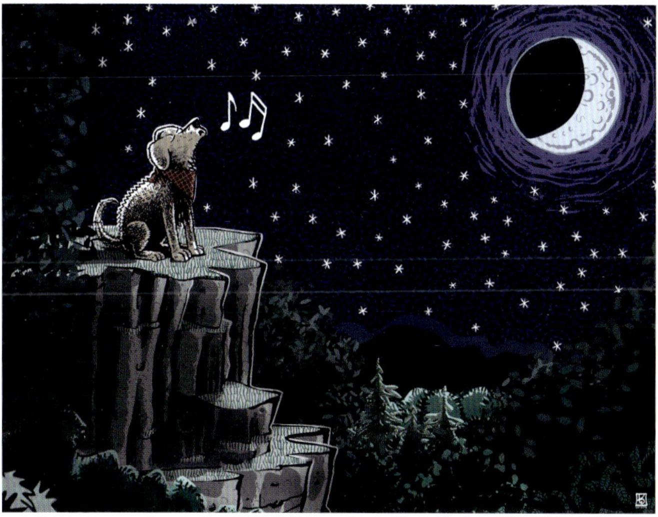

Der Illustrator Karsten Hotter greift immer wieder gerne auf Hundemotive zurück, ob als Pit Bull auf den Eintrittskarten der bekannten Band Dirty Deeds oder der Hund, der den Mond anheult.

Deeds aufgefallen sind, aber ich habe diese nicht mit ihm in Verbindung gebracht. Als Musiker mit der Oddballs Band die Garage Punk spielten, sowie der Punkband The Puke ist er mir da eher aufgefallen. Ebenso habe ich ihn ab und zu als DJ in diversen Läden wie dem Pawlow und dem Bla wahrgenommen.

Auf meine Anfrage hin, das Fredda-Gemälde für dieses Buch zu verwenden, erhielt ich postwendend drei weitere Illustrationen mit Hundemotiven zugesandt. Eins ist der Pit Bull auf den Eintrittskarten zum Weih-

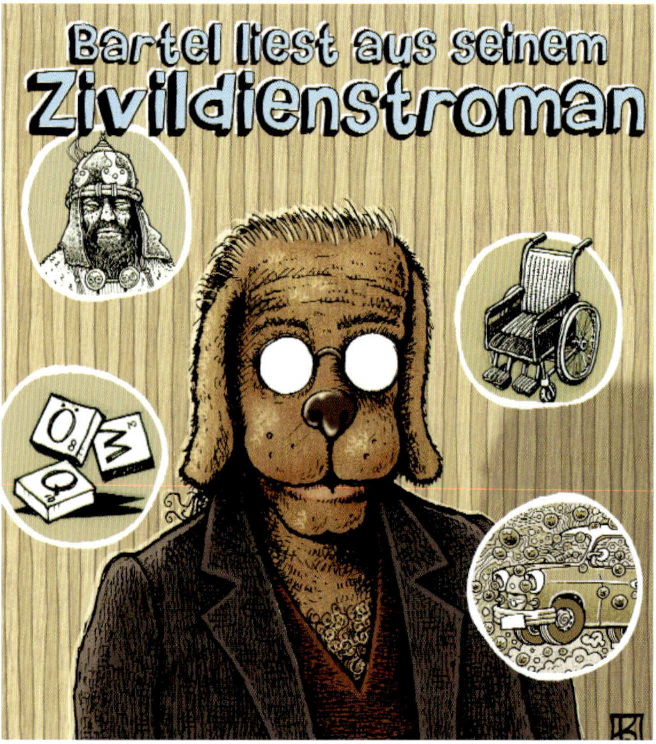

Christian Bartels „Zivildienstroman" - Carlsen Verlag 2011.
Illustration Karsten Hotter.
So sahen damals Zivildienstleistende aus!

nachtskonzert von Dirty Deeds. Des weiteren ein mondsüchtiger Hund, der wirklich gut getroffen ist, er hat sogar die Augen zu beim Heulen. Und wer die Generation der Zivildienstleistenden noch vor Augen hat, findet sicherlich Ähnlichkeiten zwischen einer typischen Gruppe Zivis und dem Cover-Hund des „Zivildienstroman" von Christian Bartel.

Der Vater von drei Kindern hat derzeit keinen Hund. Seine beiden älteren Töchter sind schon aus dem Haus und seine ganze Aufmerksamkeit gilt nun seinem jüngsten Sohn.

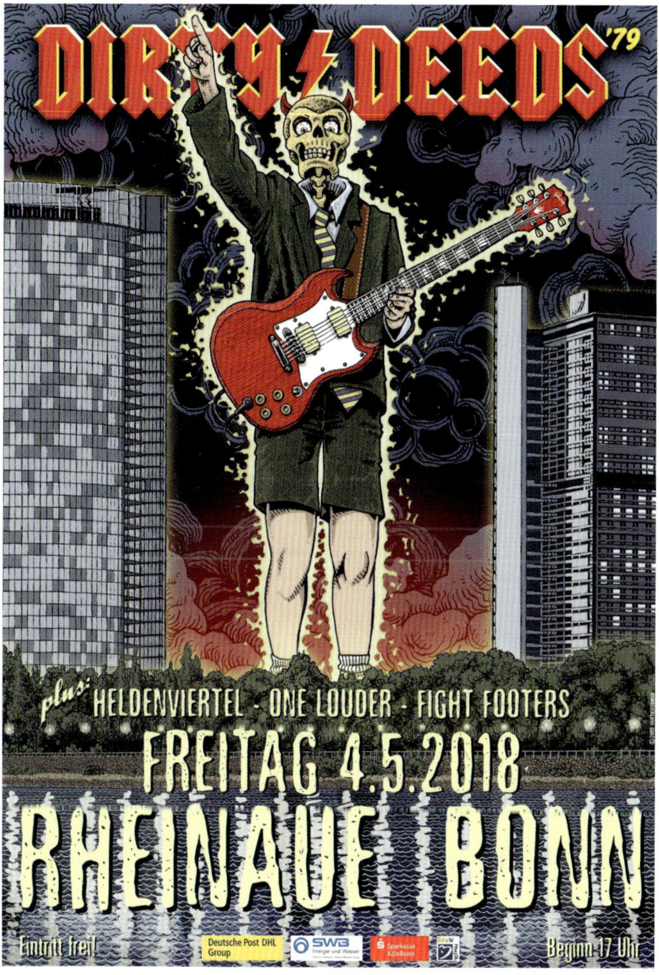

Plakat der bekannten AC/DC-Coverband Dirty Deeds.

Seit langem verdient er seinen Lebensunterhalt als Gitarrenlehrer sowie mit DJ-Jobs. Immerwieder führt er Illustrations- oder Grafikaufträge aus, und wir können ihn immer noch auf der Bühne sehen. Mit den Bands Martini Hulks und The Seen gibt´s regelmäßig Konzerte in oder im Umkreis von Bonn.

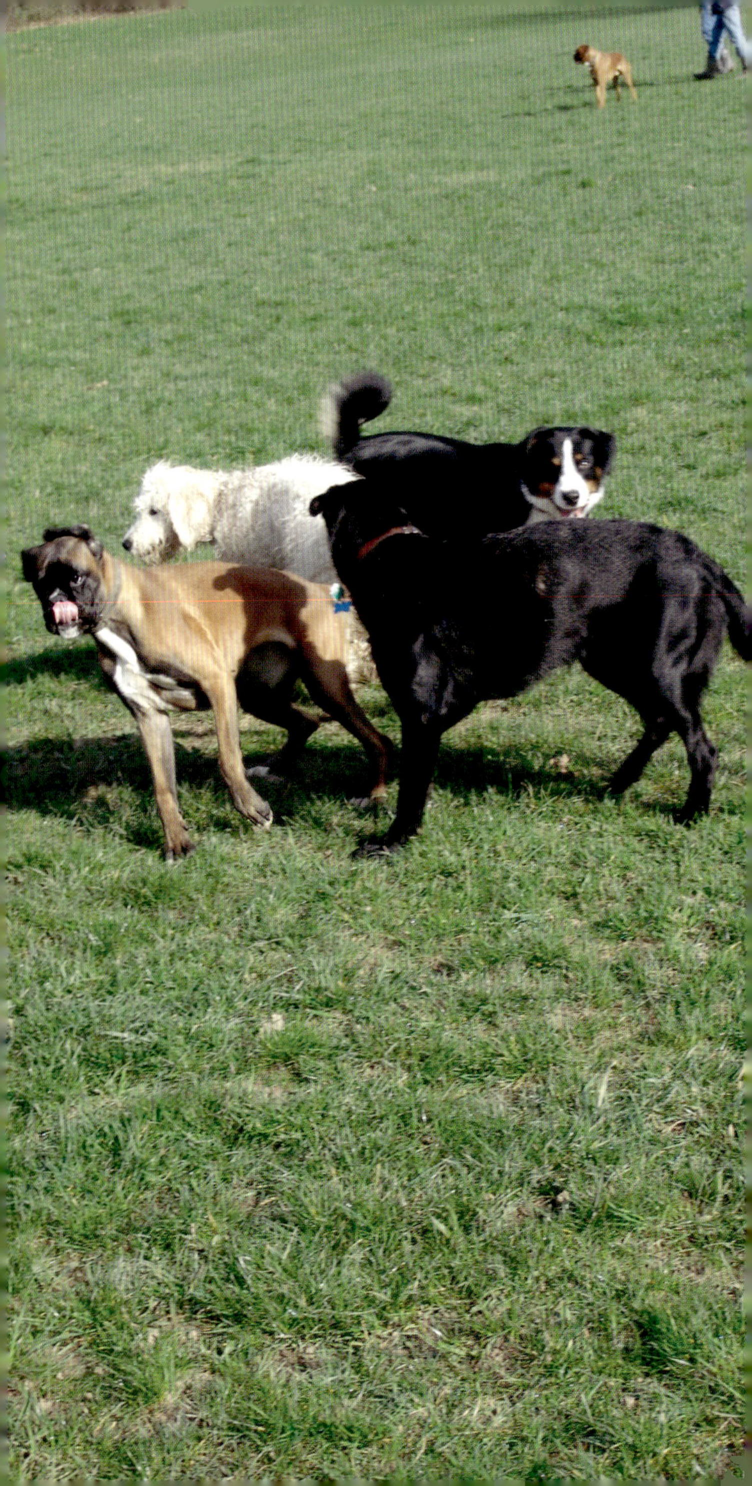

Das Denkmal mit Hund

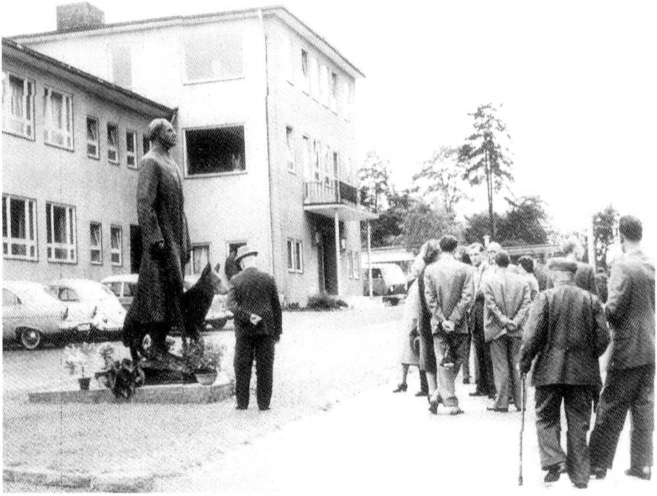

Das Denkmal „Kriegsblinder mit Hund“ 1959 an der Mainzer Straße in Bonn-Mehlem.

Das Denkmal mit Hund

Im Juni 1959 schenkte die Bildhauerin von Leistner dem Verband der Heimkehrer diese drei Tonnen schwere Betonstatue. Es fand zum dritten Mal das Heimkehrer-Deutschlandtreffen stattt. Da dieser Verband seinen Sitz in Bonn-Mehlem und ein ansässiger Fabrikant sein Grundstück zur Verfügung gestellt hatte, kam der „Kriegsblinder mit Hund“ dorthin.

Es ist eher ein Denkmal zur Erinnerung an die Kriegsversehrten als an den Hund. Doch die Inschrift „Dass Du Zeit fandest, auf mich Kriegsblinden zu achten, lässt mich hoffen, dass wir noch sehen werden.“, lässt auf eine gewisse Zuneigung zu dem Hund schließen - oder ist es ganz anders gemeint?

Beinah wäre es in den 1970er-Jahren durch einen Unfall um das Denkmal geschehen gewesen. Es löste sich ein Rad von einem Postauto und prallte gegen die Plastik und beschädigte diese schwer.

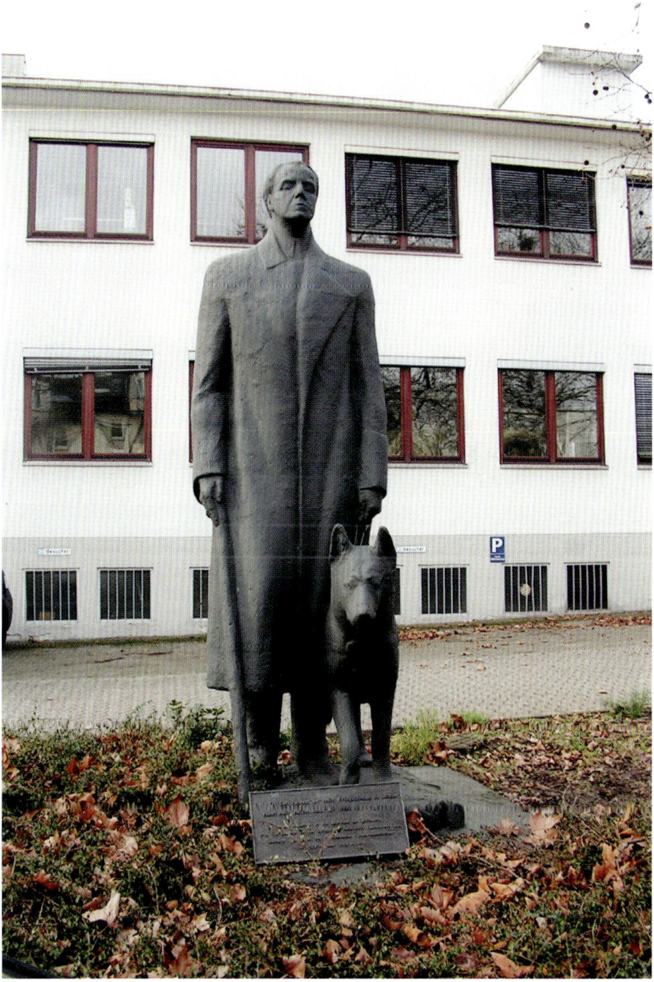

Das renovierte Denkmal heute.

Über die Jahre verwitterte das Denkmal, Wasser drang in den Beton ein, der Hund fing an auseinanderzufallen.

Der Mehlemer Bürger Hans-Werner Kulow restaurierte die 3,50 m hohe Statue im Jahre 2016, da war sie schon 57 Jahre alt. Jetzt schafft sie mit Sicherheit die 100.

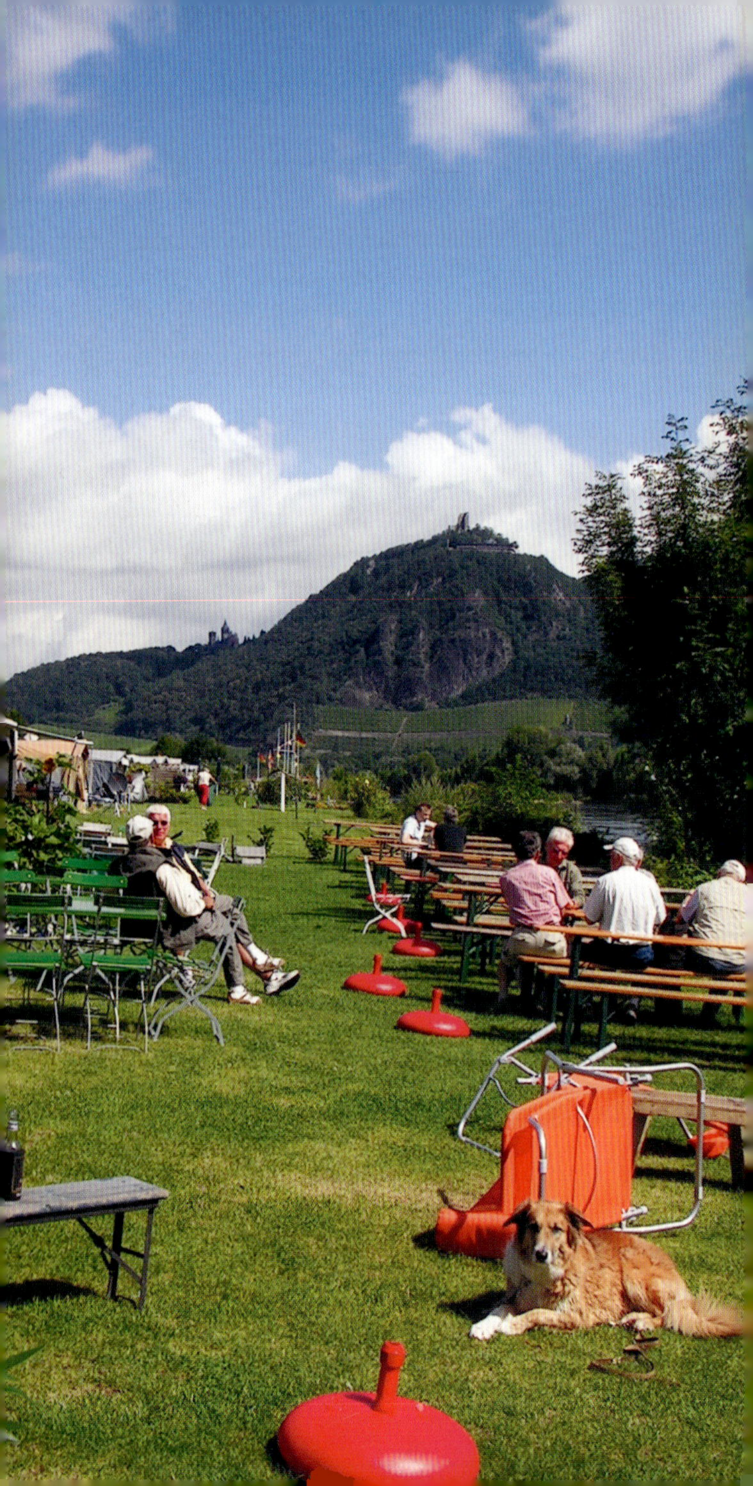

Gastronomie-Tipps

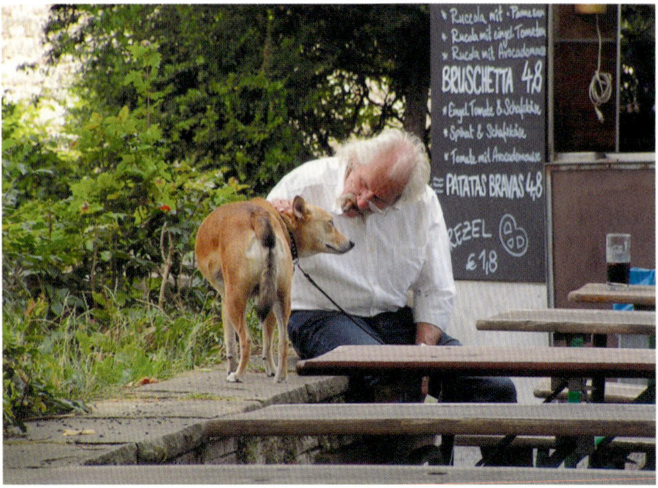

Biergarten „Alter Zoll“.

Gastronomie-Tipps

Meine persönliche Auswahl an Restaurants, Cafés und Biergärten, in denen Hunde und ihre Besitzer gerne gesehen sind.

Parkrestaurant Rheinaue
Die Außenterrasse ist teilweise überdacht, im bayerischen Biergarten ist Selbstbedinung, auch im Restaurant sind sie bei schlechtem Wetter mit Hund willkommen.

Kiosk am Langen Eugen
Flaschenbier, gute Fritten, manchmal Tagesgerichte, internationales Publikum - die UNO ist vor der Tür.

Miebach am Markt
Große Außenterrasse auf dem Markt, im Lokal bitte fragen, die Besitzer sind Hundefreunde und werden Ihnen einen Platz zuweisen.

Ruland am Markt
Außenterrasse an der Uni, auch hier große Hundefreunde, doch bitte fragen, wo Sie gut mit Hund sitzen.

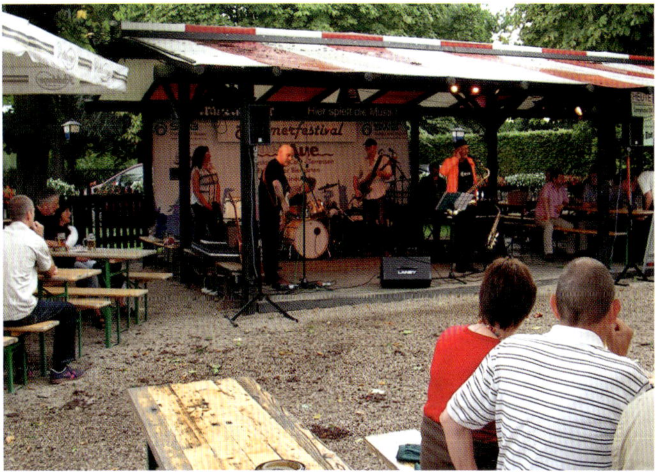

Bayerischer Biergarten am Parkrestaurant Rheinaue.

Alter Zoll
In der Sommersaison schöner Biergarten mit viel Platz, kleine Speisekarte mit frisch zubereiteten Gerichten. Saisonal geöffnet!

Blauer Affe
Saisonaler Biergarten mit kleiner Küche. Toll zum Fußball gucken mit Hund!

Kiosk Fähre Niederdollendorf
Guter Kaffee, kaltes Flaschenbier. Schöne Sitzplätze an der Wiese davor oder am Fahnenmast.

Zur Siegfähre
Restaurant und Biergarten an der Sieg direkt an der Gierfähre. Wird auch auf der Nordbrücken-Tour beschrieben. Saisonal geöffnet!

Pizza Casa Bad Godesberg
Gute Pizzaeria und Restaurant, im hinteren Raum ungestört Essen und der Hund ist dabei. Die Lachs-Lasagne ist ziemlich gut!

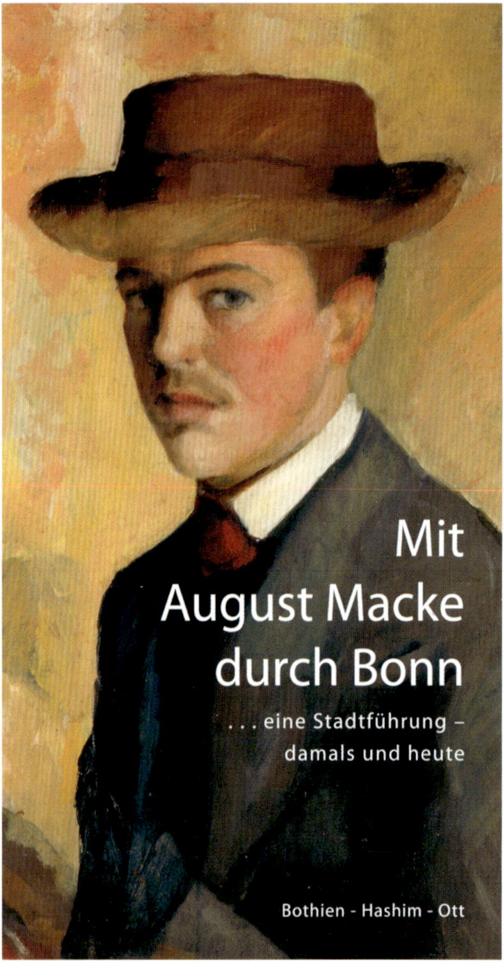

Zu empfehlen:

Ein Stadtführer der auch mit Hund gut zu erkunden ist. Ein Teil der Tour führt am Rhein vorbei oder durch den Hofgarten.

9,95 EUR in jeder guten Buchhandlung oder zu bestellen über www.ott-hot.de oder info@ott-hot.de